PRIMO SOCCORSO

PER NEONATI E BAMBINI

图书在版编目（CIP）数据

图解儿童急救知识百科/（意）玛利亚·乔瓦娜·比安奇，（意）西尔维娅·钱恰，（意）尼科洛·帕里著；王烈译.—武汉：华中科技大学出版社，2021.4
ISBN 978-7-5680-6994-6

Ⅰ.①图… Ⅱ.①玛… ②西… ③尼… ④王… Ⅲ.①儿童-急救-基本知识 Ⅳ.①R459.7

中国版本图书馆CIP数据核字（2021）第037692号

PRIMO SOCCORSO PER NEONATI E BAMBINI
by Maria Giovanna Bianchi, Silvia Ciancia, Niccolò Parri
edited by Stefano Masi
Illustrations: Francesca Carabelli
Copyright © 2020 by Giunti Editore S.p.A., Firenze-Milano
www.giunti.it
The simplified Chinese edition is published by arrangement with Niu Niu Culture Limited.
Chinese edition © 2021 Huazhong University of Science and Technology Press
All Rights Reserved.

本作品简体中文版由Giunti Editore S.p.A.授权华中科技大学出版社有限责任公司在中华人民共和国境内（但不含香港、澳门和台湾地区）出版、发行。

湖北省版权局著作权合同登记　图字：17-2020-262号

图解儿童急救知识百科
Tujie Ertong Jijiu Zhishi Baike

[意] 玛利亚·乔瓦娜·比安奇
[意] 西尔维娅·钱恰　著
[意] 尼科洛·帕里
王烈　译

出版发行：华中科技大学出版社（中国·武汉）　　电话：(027) 81321913
　　　　　北京有书至美文化传媒有限公司　　　　(010) 67326910-6023
出 版 人：阮海洪

责任编辑：莽　昱　康　晨
责任监印：徐　露　郑红红　　　　封面设计：邱　宏

制　　作：北京博逸文化传播有限公司
印　　刷：北京汇瑞嘉合文化发展有限公司
开　　本：889mm×1194mm　1/32
印　　张：5
字　　数：52千字
版　　次：2021年4月第1版第1次印刷
定　　价：79.80元

本书若有印装质量问题，请向出版社营销中心调换
全国免费服务热线：400-6679-118　竭诚为您服务
版权所有　侵权必究

图解 ✚
儿童急救
知识百科

［意］玛利亚·乔瓦娜·比安奇（Maria Giovanna Bianchi）
［意］西尔维娅·钱恰（Silvia Ciancia）／著　王烈／译
［意］尼科洛·帕里（Niccolò Parri）

华中科技大学出版社
http://www.hustp.com
中国·武汉

有书至美
BOOK & BEAUTY

目录

皮疹

传染病

疫苗接种

私处疾病

打电话叫救护车

建议指导

当一切都好

图片版权

前言

众所周知，儿童很脆弱，需要照顾。孩子越小就越难以表达清楚哪里不舒服，或是身体有什么问题。不过，大部分时候我们能通过症状找出问题。孩子的小病经常吓到家长，但其实无须去医院看医生，只要注意观察、及时给药即可。

本书的宗旨正是帮助父母和所有每天和儿童打交道的人，让他们知道何时该去医院甚至拨打急救电话。

本书以症状划分章节，详细分析了儿童常见的疾病及最容易发生的外伤，并给出就医前的家庭救治建议，同时也对不可信的"偏方"进行纠错。这些传言尽管荒唐无理，却也难以根除。

本书还介绍了各种简单易行的办法，任何需要照顾孩子的成人都不难做到。

祝您阅读愉快！

斯特凡诺·马西
佛罗伦萨迈耶儿童医院急诊科主任

编者注：本书为意大利引进版图书，部分内容仅供参考，请根据孩子的具体情况应对。

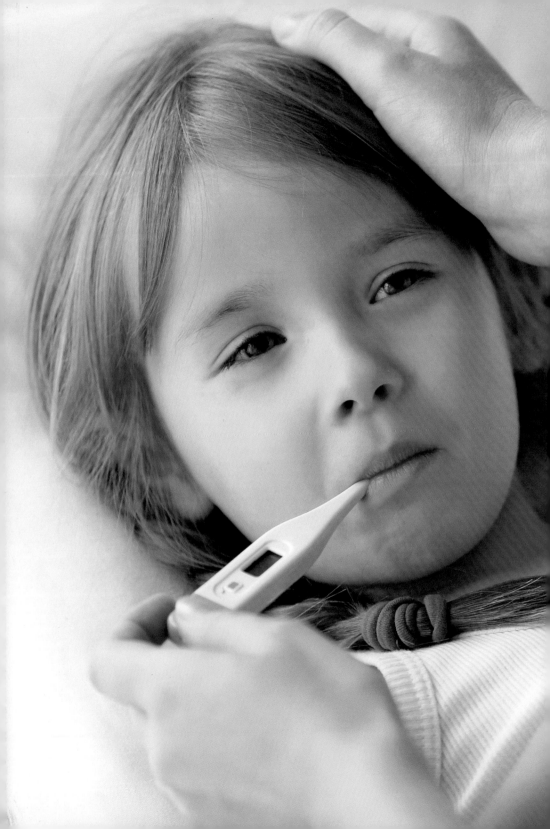

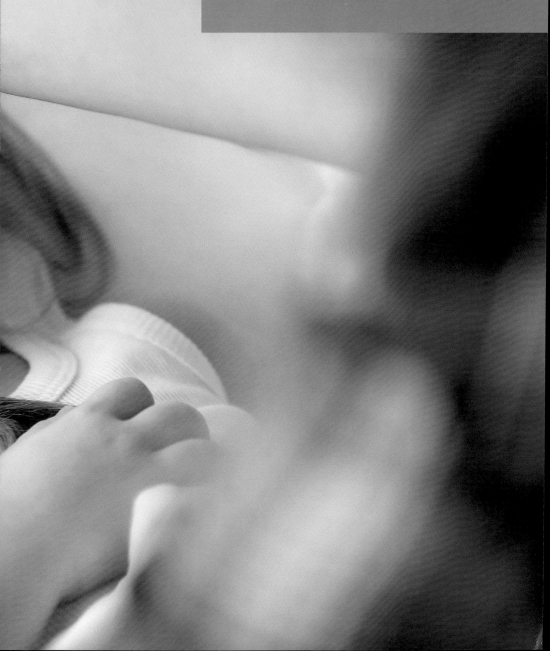

应对常见症状

发热

怎么回事？

发热是机体的一种防御反应，用以抵抗感染。孩子体温超过37.5℃时，即可视为发热。

如果感染是由病毒引起的，比如普通感冒或流感，则不必服退热药。但体温超过38.5℃，则需要用退热药。

要监控体温，只有孩子非常不适或有发热性惊厥的风险时，才应服用扑热息痛（对乙酰氨基酚，常见商品名包括泰诺林、必理通、百服宁等）退热。腋下体温通常是最可靠的，可以用电子温度计检查。如果测量肛温，需要将测得温度减去0.5℃。

该怎么做？

给孩子喝一些糖水，可用水、无咖啡因的茶、洋甘菊茶等，少食多餐，孩子没胃口的话也不必强求。

不要盖太多太厚的被子。

孩子发热时打冷战或手脚颜色变深也不必惊慌。

如果除了发热还有明显不适，您可以给孩子服用扑热息痛，有三种剂型：滴剂、糖浆、栓剂（参见第138页）。

口服比较好，因为可以按孩子的体重更精确地控制剂量。另外，如果直肠内有粪便，或在栓剂插入之后排便，则无法确定吸收药物的剂量。

给药之后应过6小时左右才能再次给药，**24小时内不得超过4剂。**药物起效需要30～60分钟。如果服药2～3小时后再次发热，那也是正常的，因为扑热息痛并不治本，只是退热，所以药效一过体温就会再度上升。

■ 如果服用扑热息痛不见效，**3个月以上的婴幼儿可服用布洛芬**（常见商品名如芬必得等），但前提是孩子没有呕吐、腹泻症状，也没有出水痘（参见第139页）。**两次服药应间隔至少8小时，并保证不要空腹服药。**

■ 16岁以下的孩子切勿服用阿司匹林。

何时应去看医生？

▶ 年龄不到1岁（尤其是不到3个月）。

▶ 哭声微弱或躁动不安。

▶ 头痛严重且持续，服用扑热息痛也无效。

▶ 发热伴有嗜睡，很难叫醒，行为改变，萎靡不振。

纠错

▶ 常见的偏方都要避免。

▶ 最好不要交替服用扑热息痛和布洛芬。

▶ 发热的高低并不总代表感染的严重程度。

▶ 发热时可能出现头痛，但只是身体不适的一部分症状，不应立即联想到脑膜炎等严重情况。

胸痛

怎么回事？

胸痛在青少年中并不少见，但很少是心脏的原因，这与成人不同。**大多数时候是短暂的刺痛，会自行消失**，用力可能会导致疼痛：这是肋间痛，因神经受到刺激或肌肉纤维收缩而引起。

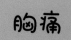

也可能是由呼吸系统的问题引起，常伴随咳嗽、发热、呼吸困难、感冒等症状。也可能是胃食管反流的表现，主要发生于饭后，稍大点儿的孩子会说感觉"烧心"。可能会有口臭，嘴中泛酸。

一定记得检查孩子是否有外伤，比如出现疼痛前是否在运动。某些时候胸痛也可能是压力或焦虑的表现，伴有心悸和过度换气。

胃食管反流

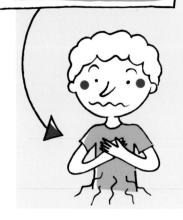

▓ 安抚孩子，让孩子躺下，看症状是否好转。

▓ 如果怀疑是肋间疼痛，请服用扑热息痛，可缓解症状。

▓ 如果孩子有胃食管反流，请不要在吃完饭后马上躺下。向医生咨询可以用哪些抗反流药物，以及如何给药。另外，需要知道有些食物会加重反流，比如西红柿、柑橘、肉汤、油炸食品、巧克力。

何时应去看医生？

▶ 胸痛伴有发热。

▶ 总体状况不佳。

▶ 运动导致疼痛或加重疼痛。

▶ 有晕倒或头昏的症状。

▶ 有心脏病或年轻人猝死的家族史。

▶ 患有先天性心脏异常、心肌病或其他基础性疾病。

▶ 腹式呼吸时疼痛加重很多。

▶ 出现呼吸困难。

▶ 怀疑吸入异物，比如疼痛发作前孩子在玩弹珠或小物件。

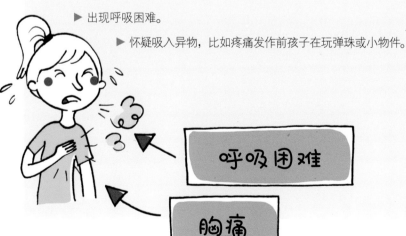

呼吸困难

胸痛

全身性症状
头痛

怎么回事？

　　头痛在幼儿中非常罕见，尤其在3～4岁。但许多学龄儿童都可能或多或少地出现头痛，这可能代表其成年后更容易患上头痛。这些情况通常都有家族病史，父母或近亲经常有类似病症。

　　记得一定要检查头痛是否伴有其他症状，发高热、严重受凉、呼吸困难、病毒性肠胃炎导致多次呕吐后孩子都会抱怨头痛。在这些情况下，退热了或相关症状消退了，头痛也会缓解。**如果孩子遭受头部外伤后说头痛，那一定要非常重视，特别是还呕吐。**另外，即使是儿童，压力也可以是头痛的起因。

该怎么做？

■ 确保孩子的休息，保证环境安静、少光，远离可能打扰孩子休息的噪音。

■ 根据体重服用适当剂量的扑热息痛或布洛芬（参见第138—139页）。**建议提早服用止痛药，不要等到疼痛加剧。**

■ 某些习惯可以帮助预防头痛：

　　▶ 不让孩子长时间对着屏幕，不管是电脑、平板还是电视；

　　▶ 孩子应有规律的睡眠，定时入睡并睡足时间；

　　▶ 饮食均衡，比如应减少巧克力、碳酸饮料、油炸食品、香肠的摄入；

　　▶ 多多活动；

　　▶ 服用镁片（约20天，一年2～3次）可帮经常头痛的儿童预防头痛；

▶ 进行眼科检查以排除视力问题；

▶ 如果是感冒，正确洗鼻（参见第140页）有助于预防鼻窦炎等并发症，这在任何年龄段都可能是头痛的起因。

■ 如果头痛频繁发作，请尽可能详细地记下发作时间、持续时长、如何消失、由什么引起，这对医生可能有很大帮助！

何时应去看医生？

▶ 孩子很小（不足4岁）。

▶ 疼痛非常严重或服止痛药后症状仍不缓解。

▶ 有头部外伤史。

▶ 萎靡不振，意识状态改变。

▶ 有相关神经系统症状（四肢无力、说话困难、平衡障碍、触觉或疼痛敏感性改变、视力受损）。

▶ 脖子或腿部疼痛和/或高热。

▶ 无论如何，推荐请医生做检查。

惊厥

怎么回事？

惊厥是突然而不可控的肌肉自发运动，反复收缩松弛，造成痉挛，可以非常剧烈。有两种类型：热性惊厥和非热性惊厥。

热性惊厥看似恐怖，**其实是良性的，会自行缓解，不会留下永久性后果**。通常在发热时更容易发生，尤其是体温急速上升的情况下，但逐步上升时也可能出现，或在开始发热之前不久就出现。孩子在热性惊厥期间会失去知觉，被叫或被触摸时无反应，全身僵直，手脚颤抖。此情形通常不会超过15分钟，大多数情况下持续1～2分钟，且接下来的24小时内不会再次发生。**如果孩子目光呆滞或眼球上翻也请不要惊慌，这是惊厥的表现之一**。另外，发作时或发作后也可能不自主排尿、排便。热性惊厥过后，孩子可能昏昏沉沉，想要睡觉，这是正常现象的一部分。

热性惊厥其实很常见，5岁以下的孩子中大约每30个就有1个发生过热性惊厥，曾发生过热性惊厥的孩子有三分之一会在发热时再次发作。有热性惊厥家族病史的话，或第一次发作时孩子还不到1岁，那以后就很可能再发生。

非热性惊厥也是突然发作的，但是在不发热时，健康儿童或患有某些疾病的儿童都可能发生。

惊厥是癫痫发作的表现之一，但癫痫还有许多其他表现，可能没那么明显、吓人，但仍属于癫痫。**如果孩子发作过一次，并不意味着会有下一次，但一定要马上找医生看看**。不同于发热时的发作，不发热时的惊厥需要做深入检查。

孩子可能出现全身性惊厥，对声音和触摸皆无反应，身体僵硬，四肢发抖。也可能流涎、大小便失禁。也可能身体不是僵硬，而是瘫软无力。有时症状仅涉及眼睛，比如直直看着前方、眼球上翻、盯着某一方向，还有些时候孩子只是不自觉地收缩某些肌肉，比如面部、手脚或身体单侧的某些肌肉。**通常，发作之后孩子会嗜睡，但对刺激仍能做出反应。**

原因可能很多，初步检查很难一次查清。医生会根据惊厥发作的类型及发生时的情况向您提供更准确的信息。因此，**如果孩子出现非热性惊厥，一定要请医生看看。请拨打急救电话。**

该怎么做？

■ 保持冷静。

■ 永远不要让孩子独自待着。

■ 将孩子尽可能平放在柔软的表面上，如床、沙发、地毯等，远离可能伤到孩子的东西，如家具、暖气片、墙沿等。如果孩子在地上，要在其头下垫一些柔软的东西。

■ 将孩子转为侧卧位，稍稍抬起下巴，以利于食物、唾液、呕吐物等从口中出来。

■ 不要试图掰开孩子的嘴，也不要试图在上下牙之间放什么东西。勿口服任何东西，包括水、饮料、药物。

■ 松开衣物，尤其是领口。

■ **不要摇晃孩子试图唤醒**，这样阻止不了发作，**还可能造成严重的伤害**，如肌肉损伤、骨折，甚至脑损伤。

■ 不要试图控制孩子的颤抖，那样只会造成伤害。

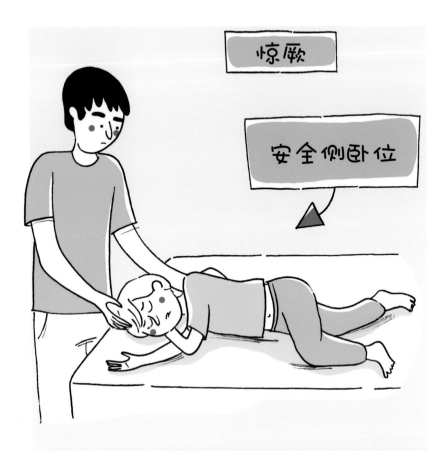

■ 尽量仔细观察发作的特征，比如有没有颤抖、眼睛的运动等，以及发作的持续时间，以便向医生提供尽可能多的细节。

■ 如果孩子以前曾发作过，医生应该告诉过您如何通过直肠给地西泮。市场上常见的是5mg和10mg的小瓶装。

给药方案如下：

- 不足10千克的儿童用5毫克；
- 10～20千克的儿童用10mg装的四分之三；
- 20千克以上的儿童用10毫克。

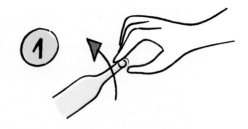

给药方法：

- 让孩子侧卧，褪下内裤；如果孩子很小，也可俯卧，可在肚子下垫一个枕头；
- 拧开瓶尖（图①），润滑瓶口；
- 将瓶嘴部分插入肛门（3岁以下的孩子仅插入一半，3岁以上的孩子全部插入），握住瓶身，瓶嘴向下（图②），方便药物流出；
- 以食指和拇指挤压瓶身，将药物注入孩子的直肠（图③）。待药物注入完毕，拔出瓶子，注意保持挤压臀部；
- 给药时要用另一只手捏紧孩子的臀部，给药完毕也要保持一会儿，防止药物流出（图④）。

正确姿势

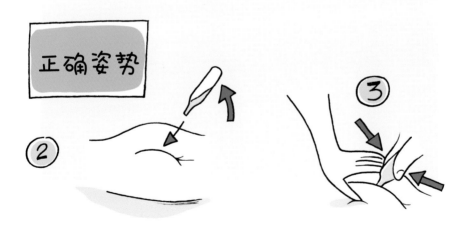

瓶中残留少许药物也没关系，剂量还是够的。

惊厥停止后，让孩子躺着休息，不要立刻扶起来，因为可能还没有良好的平衡；不要给孩子吃东西、喝东西，因为孩子可能还无法正确吞咽。

如果使用地西泮，惊厥缓解后昏沉感可能更明显，因为该药物会导致嗜睡。

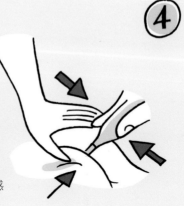

④

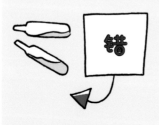

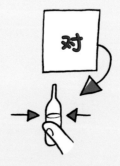

何时应去看医生？

发生热性惊厥后，还是请医生看看比较好，确定发作类型，看是否需要进一步检查，比如医生怀疑有其他疾病时。如有以下情况请立即看医生：

▶ 发作超过5分钟，或短时间多次发作；

▶ 直肠给地西泮后仍不缓解；

▶ 后续24小时内又多次发作；

▶ 第一次发作，或特征不同于之前的发作；

▶ 仅身体一部分或单侧有不正常动作；

▶ 孩子在发作之后长时间昏沉或几乎无反应。

纠错

用退热药防止体温升到38℃以上无法预防惊厥，但可缓解孩子的不适。

发生过一次或多次热性惊厥并不意味着患有癫痫，孩子将来也不会比其他孩子更容易患上癫痫。

发生一次热性惊厥并不意味着患有脑膜炎，但脑膜炎可表现为惊厥。

如果临床表现为典型的热性惊厥，且是第一次孤立发作，孩子又大于18个月，通常无须进行任何检查。

热性惊厥并不是接种疫苗的禁忌症，**接种疫苗反而可预防能促使惊厥发生的发热疾病**。

晕厥

怎么回事？

晕厥是**突然但暂时地失去意识，肌肉也会随之失去张力，导致孩子**跌倒。之前可能出现头晕、视力模糊、寒战、面色苍白、恶心、虚弱、神志不清等症状。**一般会自行缓解，并且不超过几秒钟。**原因可能有很多，严重程度也各不相同。在儿童中，最常见的是**迷走神经性晕厥，**躺着突然起来、长时间处于闷热的环境、泡澡水过热、孩子不爱喝水而导致脱水、饮食中缺钠、青春期月经过多等都可能导致，排尿、排便、严重咳嗽时也可能发生。强烈的情绪，如受惊吓、看到血等，也可能导致暂时失去意识。很小的孩子（6～18个月）可能会发生"情感性痉挛"：长时间剧烈哭泣后失去知觉，大多数情况下几秒就会恢复。**还有些时候，晕厥是由于神经系统的原因，**比如癫痫，但此时发作的情形不一样；**也可能是心脏或代谢的原因，**比如低血糖。这些情况较少发生，但需要医生来检查，以区分良性的和病理指征。

该怎么做？

■ 如果孩子表现出以上症状表示可能就要晕厥，让孩子坐在地上，或躺在地上，双脚抬起。照顾孩子直到意识完全恢复。完全恢复之前，不要给孩子喝水、吃东西。

■ 如果以前也曾发生过迷走神经性晕厥，您可以教孩子一些预防动作，一感到不适就可采用（图①—③）。让孩子尽可能长时间地保持这些动作，或直到症状消失。

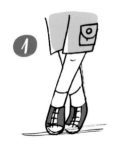 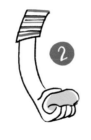 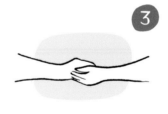

①站着交叉双腿并收紧腿部及腹部肌肉（叉腿）。

②尽可能用力捏紧橡胶球（握拳）。

③一手握住另一手的手指，向外拉（紧臂）。

▨ 避免从躺卧突然起身。

▨ 活动或天气炎热时，宜多喝水，最好喝富含矿物质的饮料，但仍应避免喝太冷的饮品。

▨ 在太热的环境中不宜锻炼。

▨ 如果曾在取样或检查过程中晕厥，请告知医生，先让孩子躺下再进行操作。

何时应去看医生？

　　建议让医生检查一下，以确定发作的类型，尤其是第一次发作的话。

但有些情况需要更仔细、及时的检查：

▶ 没有任何先兆症状的突然晕厥；

▶ 伴有胸痛；

▶ 现在或以前有过心脏问题；

▶ 家族中有猝死的先例；

▶ 让人怀疑是癫痫的特征，如四肢颤抖、流涎、脸色发青、僵直等。

跛行

怎么回事？

　　孩子步态有异，将重心放在一侧，偏向一边，即称为跛行。在幼儿身上主要表现为不肯走路，放在地上时大哭，非要大人抱着。这一般是因为孩子腿痛，但通常说不出具体哪里痛，况且髋部的炎症还可表现为膝盖痛，所以可能孩子说一边膝盖痛，但其实问题不在那里。有时孩子哭起来，说越来越痛，逐渐不愿走路。有时症状更急剧，孩子可能一觉醒来就跛行或不愿走路，而前一天晚上还蹦蹦跳跳的！原因可以有很多，**当然要排除孩子遭受了外伤**，也许是奔跑、玩耍时跌倒了。另一个可能的原因是病毒感染导致关节发炎（髋部发炎最常见），这在婴幼儿身上并不少见。比如，孩子在重感冒、流行性感冒、胃肠炎之后出现此情况。有时也可能是心理问题反映在身体上。还可能是其他较少见的原因，仔细检查后可以确诊。

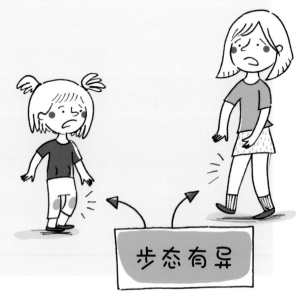

步态有异

该怎么做？

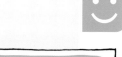

首先，不要焦急，因为此症状一般几天后就会消失，无须特别治疗。

要让孩子歇着，不要勉强活动疼痛的肢侧。可以趁此机会在沙发上或床上一起读一本书，或一起看动画片。

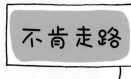

可服用扑热息痛（剂量见第138页）来缓解疼痛，有时服一次就足以。

何时应去看医生？

▶ 发热。

▶ 哭闹、严重不适、精神萎靡。

▶ 除腿痛还有其他症状。

▶ 关节红肿。

▶ 疼痛伴随肌无力。

咳嗽、感冒、咽喉痛

怎么回事？

随着一年四季的变换，儿童出现上呼吸道感染很普遍。9月到翌年4月更容易发生，因为孩子要上托儿所或幼儿园，更久地待在封闭环境中，接触同龄人。这时非常容易感染常见的呼吸道病毒。

感冒是极常见的鼻腔感染，儿童很容易得。当感染扩散至上呼吸道的其他部分，就可能出现咳嗽和咽喉痛。

咳嗽是机体的一种防御机制，用以消除所有进入呼吸道的东西。通常这是一种很明显的上呼吸道受刺激症状，不仅可由致病体引起，也可由烟、大气污染物、环境干燥、异物引起。

咽喉痛是由咽喉发炎（咽炎）引起的，可见黏膜变成深红色。年龄较大的孩子能说出这些不舒服，而对于更小的孩子，不肯吃饭、吃饭时啼哭、吞咽困难，就可怀疑咽喉痛。和感冒一样，咽喉痛也主要是由病毒引起的。不过，约10%的病例是由链球菌感染引起的，此时除了咽炎还会出现发热及扁桃体红肿（扁桃体炎）。

该怎么做？

感冒的最好疗法是用生理盐水洗鼻。孩子，尤其是婴儿（不超过6个月），主要以鼻呼吸。如果孩子还不能自己操作的话，要注意通过洗鼻帮其清除鼻腔分泌物，减少鼻塞引起的不适。一天可进行数次洗鼻，在吃饭、午睡、就寝前，将温热的生理盐水用不带针头的注射器注入鼻腔（参见第140页），或者用喷瓶将普通盐水喷入鼻腔。

■ **让孩子多喝水**。水可帮助软化鼻分泌物，方便去除，也利于清除咳出来的痰。

■ 如果咽喉痛，给孩子吃软而凉的食物，凉的可以缓解不适，软的方便吞咽。

■ 如果发热或疼痛，可遵医嘱服用解热镇痛药（扑热息痛和布洛芬）。

何时应去看医生？

▶ 鼻涕由透明变成持续性的黄绿色。

▶ 正确洗鼻后孩子依然进食困难，说难受，呼吸不顺（如呼吸急促、腹式呼吸、横膈肌或咽喉凹陷）。

▶ 咳嗽加重，持续不好，妨碍睡眠和饮食，伴有发热。

▶ 咽喉痛到吞咽困难，身上出现皮疹，或怀疑是猩红热。

纠错

既然感冒和咽喉痛**大多是由病毒而非细菌引起的，那么抗生素其实不管用**。但在链球菌性咽炎或叠加细菌感染时可以使用。

如果孩子患的是链球菌性咽炎，服用抗生素48小时后就不再有传染性，如果身体好转，可以回学校或幼儿园。

流感

怎么回事？

　　流行性感冒是一种急性传染病，传染性很强，主要影响上呼吸道。首先表现为发热（中度到高度）、全身不适（食欲不振、疲倦）、肌肉和骨骼酸痛，有时伴有前额痛；很快会出现呼吸道症状，打喷嚏、流鼻涕、咳嗽（先干咳后有痰）。儿童还可能出现胃肠道症状，如恶心、呕吐、腹泻。

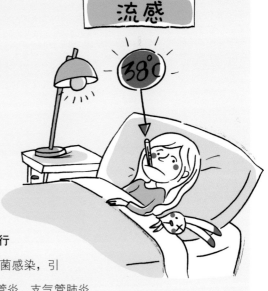

　　流感通常会很快自行痊愈，少数时候会合并细菌感染，引起中耳炎、鼻窦炎、支气管炎、支气管肺炎、肺炎，儿童比成人更容易发生这种情况。因此，**强烈建议每年都给孩子接种流感疫苗。**

该怎么做？

■ 经常用生理盐水洗鼻，尽可能地保持鼻腔清洁（参见第140页）。

■ 让孩子多喝水。

■ 不要强迫孩子吃东西，少食多餐。

■ 如果发热伴有全身不适，遵医嘱服用退热药。

■ 给孩子穿轻便的衣服，孩子要求盖被再盖，这有助散热，可帮助体温降低。

何时应去看医生？

▶ 退热药起效后孩子依然昏昏沉沉，不想玩，不理父母，拒绝饮食。

▶ 正确洗鼻后仍然呼吸困难，不断咳嗽（以致影响休息和饮食），出现耳痛。

▶ 高热多日不退，孩子看起来非常虚弱。

▶ 除了发热还反复呕吐和/或腹泻。

纠错

　　一种错误的看法是：发热越高，感染越严重。两者其实并无关联。

呼吸困难

怎么回事？

儿童的气道特别容易感染和发炎，尤其是学龄前儿童。

某些病毒会引起支气管发炎，使支气管变窄并充满分泌物，呼吸时空气很难进入其中，**产生所谓"哮鸣"以及支气管痉挛**。于是，重感冒或支气管炎期间，孩子呼吸不畅、急促，有时为促进空气进入支气管还会使用补偿手段，比如腹式呼吸（胸部几乎不动，动腹部为主）、鼻孔扩张、运用辅助呼吸肌而造成横膈肌处（肋骨和肋下之间）及咽喉（颈下两锁骨之间）在呼吸时可见地凹陷。症状通常在晚上更严重。

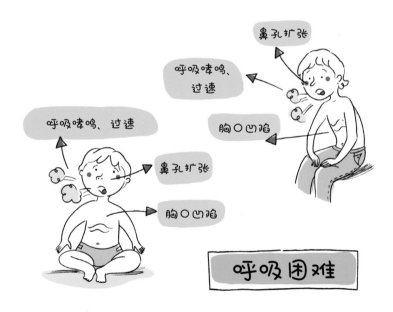

该怎么做？

■ 发现孩子呼吸困难时，要做的第一件事是**用大量生理盐水洗鼻**。在生命的头几个月，婴儿主要以鼻呼吸，因此，该气道阻塞会立即引发呼吸困难，进而影响进食能力。

■ 观察孩子是否吃东西，是否机敏、有反应，是否表现得和往常一样，是否能说完一句话而不必停下来喘气也不被咳嗽打断。

■ 量体温：发热是导致呼吸急促的常见原因之一。

■ 确保孩子没有意外吸入任何东西；如果是吸入异物导致的，呼吸困难会突然出现，没有其他症状，之前可能剧烈咳嗽，通常表现为呼和吸都有困难。

何时应去看医生？

　　正确洗鼻后孩子仍然呼吸困难（呼吸急促、腹式呼吸、横膈肌或咽喉凹陷），看起来没精神，说难受，比平时睡得更多，进食困难，请速去看儿科或急诊，马上检查。

纠错

　　不要以外抹、雾化、烟熏等方法使用香膏，尤其是对过敏的儿童，这可能让支气管痉挛更严重，从而使呼吸更困难。

　　不要雾化吸入黏液溶解剂，这些药物会使分泌物液化，反而更难清除干净。

五官症状

红眼病

怎么回事？

95%的情况下，眼睛发红是由于结膜发炎。结膜是覆盖眼球和眼睑内部并起保护作用的黏膜。

发炎可能是细菌或病毒感染引起的，称为**传染性结膜炎**，此时结膜整体发红，通常双眼并发，大多数情况下眼分泌物增多，导致睁眼困难，特别是在早上。孩子会说刺痛，有异物感。

结膜炎也可能是由于过敏，称为**过敏性结膜炎**，同样两只眼睛都受影响，孩子会说眼睛痒、干涩、畏光。多见于春夏季，眼分泌物较少，有些通常是由过敏性鼻炎（感冒）导致。

如果仅一只眼睛或仅部分结膜发红，且孩子突然睁眼困难、疼痛、剧烈流泪，也应考虑异物、外伤、接触刺激性化学物质而导致角膜损伤。结膜下微出血而没有其他相关症状则可能是咳嗽、呕吐、用力后胸腔或腹腔压力突然升高所致。

该怎么做？

- 感冒时眼睛发红，用生理盐水洗鼻。
- 用大量无菌生理盐水彻底冲洗眼睛。
- 如有眼分泌物，用生理盐水清洁眼睑，或使用含药物的湿巾清洁。
- 如果是传染性结膜炎，要严格注意卫生（触摸眼睛后要洗手，不共用毛巾或枕头），尽量避免传染家人。
- 给孩子戴上墨镜。

何时应去看医生？

▶ 洗鼻、清洁眼睑后眼睛依然发红，分泌物多，尤其是有带血性分泌物。

▶ 眼睑红肿，尤其伴有发热。

▶ 除了眼睛发红，还发热、烦躁、整体情况变差。

▶ 怀疑有外伤、异物、意外接触刺激性化学物质（如清洁剂）。

纠错

用绷带或纱布盖住患眼毫无意义，疼痛或畏光的话，最好让孩子戴墨镜。

咨询医生前，勿使用含可的松的眼药水。尽管可的松是一种非常有效的消炎药，但排除疱疹病毒感染才能使用。

耳痛

怎么回事？

耳痛通常是由**外耳道发炎**引起的，经常玩水、游泳的孩子较易发生；也可能是由**中耳炎**引起的，**通常继发于病毒或细菌感染**。耳镜检查可见耳道或鼓膜发红，有时伴有分泌物和黏液聚积，从耳道流出。

耳痛也可能与发热有关。因为鼻与耳连通，所以单纯感冒也经常可使孩子耳痛。

小于2岁的孩子可能不清楚到底哪里痛，会显得烦躁，喝奶时或被放下时啼哭，夜里醒来哭个不停，尤其是还感冒时。

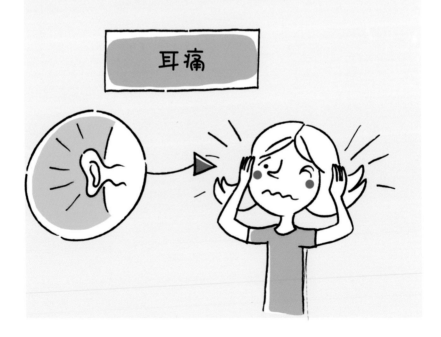

耳痛

该怎么做？

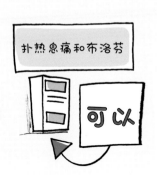

■ 如果孩子身体还行，不发热，正常吃饭，只是疼痛，可遵医嘱用止痛药（扑热息痛或布洛芬）。

　　尽量保持鼻腔清洁无分泌物，经常用大量生理盐水洗鼻。避免水进入耳朵，否则会让感染加重。

何时应去看医生？

▶ 发热且用了止痛药疼痛仍不减。

▶ 孩子看起来很难受且吃不下饭。

▶ 有黏液或脓性分泌物从耳道流出。

▶ 耳郭后的骨头肿痛。

纠错

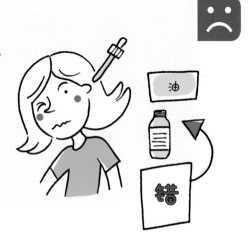

　　不可立刻使用滴耳液、滴耳油，使用任何药物前都必须先看医生。

　　切勿以湿棉花盖住耳朵，也不要用棉棒擦除分泌物，任何操作都可能使感染加重。

流鼻血

怎么回事？

　　流鼻血在儿童中很常见，通常首发于2～10岁，原因多种多样。鼻黏膜毛细血管破裂，导致血液从一个或两个鼻孔流出，是很常见的。比如，**可能在严重的传染性或过敏性感冒时**，鼻黏膜受刺激，小血管更脆弱；可能是**机械性损伤**，如跌倒、挖鼻子；可能是物理原因，如空气干燥；也可能是**发热**导致血管扩张。

　　比较少见的是鼻中隔前部的小静脉扩张，自动流血或在小创伤后流血。出血多为单侧，极少情况下可代表先天性凝血障碍，或急性凝血障碍。

该怎么做？

■ 让孩子冷静下来。

■ **将孩子的头稍微前倾**，这样就能看到出血何时停止，也能减少咽下的血液量。

■ 冰敷额头或鼻根处，按住出血的鼻孔，保持至少10分钟。这样有助于出血血管闭合。

何时应去看医生？

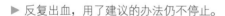

▶ 反复出血，用了建议的办法仍不停止。

▶ 发生于2岁以下的儿童。

▶ 伴有瘀青、皮肤微出血，牙龈频繁出血。

▶ 鼻孔内肿胀。

纠错

常见的做法之一就是让孩子**把头仰起来，这真的不能再错了**。仰头会让血液顺着咽喉流到胃里，血液又很难消化，于是引起恶心，可能还会导致呕吐（深色呕吐物），接下来的几天大便也会是黑色。

不可让孩子在流鼻血后立即擤鼻子，这可让压力增高，会破坏已凝结好的血块，导致再次出血。

用棉签或棉棒插入出血的鼻孔同样是错误的，鼻中有东西就无法检查出血是否停止，把东西拿出来又容易导致再次出血。使用止血棒应遵医嘱。

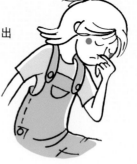

胃肠道症状
呕吐和腹泻

怎么回事？

　　呕吐和腹泻在儿童中很常见。可以单独出现，也可能同时出现，可伴有发热。大多数时候是病毒性肠胃炎的症状。**细菌导致则较少见，沙门氏菌感染是一种**，因饮用受污染的水，生食带菌而未充分洁净的食物，如蛋、未消毒的牛奶、肉类、蔬菜等导致。预先做好后冷食或略微加热后食用的奶油、肉、鱼则可能导致中毒，因为**葡萄球菌属**的细菌产生了毒素。如果是食物中毒，症状会在食用受污染食物几小时后出现，且食用了该食物的大多数人都会有症状。但这些肠胃炎**在儿童中**并不特别常见，**最常见的还是病毒型**，而且胃肠道症状时常伴有呼吸道症状，如鼻炎（也就是普通感冒）或咽痛。较小孩子的症状可能更剧烈、更持久，但症状总会在几天内缓解。要记住，儿童的脱水速度比成人快，因此**呕吐或腹泻时须充分补水**。

该怎么做？

■ 孩子呕吐时扶好。

■ 吐完后立刻帮孩子漱口，消除异味，但**在接下来的30分钟内不要给孩子喝水**，以免又马上呕吐。

■ 之后让孩子喝补水溶液，市面上有多种口味，遵照产品说明，看一袋要溶于多少水，也有些直接以溶液形态售卖。也可喝含糖液体，如放了糖的脱咖啡因茶或洋甘菊茶。少量多次服用，如2～3分钟1匙，然后根据孩子的耐受性增加剂量。

- 如果仍在母乳喂养，多让孩子喝奶。
- 如果孩子腹泻，不要给孩子喝含糖量高的饮料，比如果汁。
- 最后一次呕吐几小时后，如果孩子对服用的液体耐受良好，就可以开始让孩子少量多次吃东西。建议从饼干、面包棒等干的食品开始，清淡饮食几天（米、面、煮土豆、煮胡萝卜、苹果、香蕉）。孩子不再有症状时，可恢复正常饮食。
- 恶心想吐时，某些生姜和紫苏提取物制品可能有用。
- 如果大量腹泻，可给孩子服用某些药物，如明胶鞣酸盐、蒙脱石散、消旋卡多曲，可减少腹泻次数，并使大便更成形。
- 另外，建议**服用乳酸菌10～15天**，这不能阻止腹泻，但可以让肠道菌群更快恢复平衡。

何时应去看医生？

- ▶ 反复呕吐，流体也无法摄入。
- ▶ 不排尿超过8小时。
- ▶ 呕吐物或粪便中有血。
- ▶ 肚子疼且不断加重。
- ▶ 嗜睡，难叫醒。

胃肠道症状
肚子疼

怎么回事？

　　肚子疼在所有年龄段的儿童中都很常见，大多数情况下没什么大问题。**通常孩子无法说清哪里痛，会说在肚脐周围。**较小的孩子可能会哭个不停，刚出生几个月的婴儿肚子疼的话多是胀气导致的。较大的孩子肚子疼的原因常是肠道中大便干硬，便秘常有此症状。**在所有年龄段的儿童中，肠胃炎当然还是常见的原因之一，通常是病毒性的，**可表现为呕吐、腹泻和/或发热。反复呕吐且常伴有恶心，孩子会说腹部或胃部绞痛。有时腹痛可能反复出现，一月多次，持续数月，这可能代表有乳糜泻等疾病，或者是躯体化的表现而非机体原因。这种情况会逐渐缓解，无须治疗。也有些腹部疼痛需要及时就医，比如急性阑尾炎、肠套叠。此时孩子会更显痛苦，不吃饭，还可能发热或呕吐。青少年中，月经也是腹痛的常见原因之一。还有许多其他可能，常伴有其他症状，须仔细查清。

该怎么做？

■ 如果肚子疼伴有呕吐和/或腹泻，参见第40—41页的建议。

■ 由于肚子疼的主要原因之一是腹中有粪便（便秘），**可先用溶液通便**，看粪便是否能排出，并让疼痛减轻直至消失。较小的孩子用小瓶，大孩子可能需要软性的瓶子，用更大剂量的生理盐水或市售溶液，这些溶液含有甘油等可以软化粪便的物质。

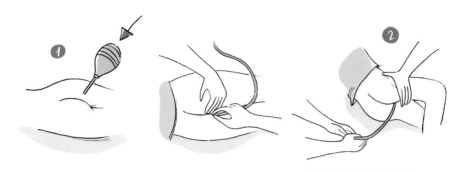

润滑瓶尖，让孩子侧卧
或俯卧（图①）。抚慰他，
让他安心。

轻轻将瓶尖插入，让药
液缓缓注入（图②），然
后轻轻拔出。

让孩子忍住便意5～10
分钟。观察大便的质地。

■ 就算肚子疼是由胀气引起的，用药也可以让孩子排出肠道中的空气，绞
痛通常都是由这些气体导致的。如果疼痛是因为月经，可服用扑热息痛
或布洛芬等止痛药来治疗。

何时应去看医生？

▶ 孩子显得很疲倦，无精打采。

▶ 反复呕吐导致腹痛，无法饮水。

▶ 呕吐物或粪便中有血。

▶ 自发排便或用药通便后疼痛仍不缓解。

▶ 疼痛迅速加重。

▶ 伴有其他全身不适症状。

▶ 伴有尿道症状（小便灼热，尿频，排尿困难）。

▶ 伴有咳嗽、发热。

痱子

怎么回事？

痱子是一种十分常见的短暂性皮疹，通常几天就会消退，起因是汗在皮肤表层滞留不散。**可能会发痒，呈一片片的小水泡状，**在皮肤表面为直径1～2毫米的小包，通常位于头、颈、胸及皮肤容易摩擦的地方，比如腋窝。任何人都可能起痱子，但在新生儿和哺乳期幼儿中更常见，他们的汗腺和相关的分泌机制尚未成熟，而且

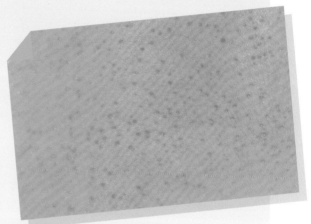

与成人或较大的孩子相比，他们身体的出汗面积较小，又无法自我调整温度，因为他们还不会自己脱衣服，也不能说太热了。

痱子有三种类型：

透明：这种最温和，在新生儿中最常见，特征是透明的液泡，很快就会自己破裂、消退。

红疹：特征是有红色的小型丘状突起，含有液体，可发痒、灼烧。

深层：最严重的一种，不太常见，特征是有黄白色脓疱。

该怎么做？

▨ 最重要的预防是尽量减少诱因，保持孩子待在干燥而不太热的环境中，给孩子清洁，保持清爽，减少衣物，必要时尿布也要脱掉。

▨ 始终选择柔软、透气、不刺激的衣物，如全棉衣物。夏季要选择宽松的衣物，冬季不要盖太多被子。晚上也不要盖太多。

▨ 给孩子剪指甲，以防他抓伤自己，尤其是皮肤已受刺激时，出血伤口会感染。

▨ 不要使用会妨碍皮肤顺畅出汗的润肤霜、润肤膏。

何时应去看医生？

痱子本身不会引起其他问题，可自愈，无须治疗。但如果用了祛汗方法几天仍不好，发热，或者怀疑叠加有皮肤感染（皮肤发红、发烫、疼痛，有脓状分泌物，结痂），还是要去看医生。

荨麻疹

怎么回事？

荨麻疹很常见，虽然会引起父母的担心，但都会自行消失而没有后遗症。其主要特征是突起的红色斑块，会发痒。身体各处都会出现，最常见于躯干和四肢，短时间就会消失，但又会出现在身体的其他部位。孩子可能会在几小时内就浑身长满这些"风团"，但面积扩大并不代表病情加重。有时风团直径几毫米，有时则大得多，且互相融合，形成巨大的块，但这仅代表尺寸，并不代表病情严重。瘙痒是荨麻疹的特征之一，会让孩子很难受，可用止痒的药物。**大部分时候荨麻疹是由于病毒感染**，孩子可能几天前发过热，得过普通感冒，或有过轻微到没有明显症状的感染。**也可能是过敏导致的**，初次发作很难确定原因，后续发作时可记下吃了什么以前没吃过的东西，用了什么新的沐浴露或润肤霜（有时可能只是衣物没漂洗干净，有洗涤剂残留），还有与动物的接触、户外活动、服用药物等。另外，搞清接触新东西和症状出现之间相隔多久也很有用。**昆虫叮咬也可引发荨麻疹。**

该怎么做？

▨ 看过医生后，可给孩子服药，以减轻瘙痒，发痒有时真的很烦人。**推荐使用抗组胺药物**，荨麻疹发作时就会释放组胺，引起瘙痒。西替利嗪就是其中一种，其剂量按滴计算的话约为儿童体重的一半，比如10千克重用5滴，每日一次，最好在晚上上床睡觉之前服用。不同的抗组胺药有不同的用量，请谨遵医嘱。开始用抗组胺药后，荨麻疹可能需要几天才能完全消退。

▨ 在没有完全消退之前，不要给孩子吃会增加组胺释放的食物。主要有以下这些：发酵奶酪、酸奶、蛋清、西红柿、菠菜、鱼、虾蟹、香肠、花生、榛子、巧克力、猕猴桃、草莓、樱桃。

▨ 避免所有其他可能导致皮肤出现斑块的情况，如环境温度突然变化、日晒、洗澡水很热、接触羊毛衣物、衣服太紧等。

▨ **不要服用布洛芬，它会使荨麻疹加重。**

▨ 把斑块拍照给医生看可能有用，因为去看医生时病情可能减轻了很多，甚至消失了！

何时应去看医生？

▶ 最好都去看医生，以便确诊。但大多数时候这并不是急症。

▶ 如果除了风团还有其他症状，如嘴唇、舌头、眼周肿胀，呼吸困难，腹痛，腹泻，发热，请尽快带孩子去做检查。

皮疹

过敏性紫癜

过敏性紫癜是小血管壁发炎，受影响的血管不同症状也不一样。**其病因尚不清楚，但通常在有过感染后发生。**皮肤症状常表现为大小各异的斑点（紫癜），一般位于腿部，可延伸到臀部，只在极少数时候才会累及手臂等其他部位。**病情可能看起来很严重，但无须惊慌，**因为几天（一般3～10天）就会自愈。斑点一开始是紫红色，然后会转为绿色或黄色，直至消失。不过，接下来几周中过敏性紫癜可能复发，但也会更快消失。大多数时候4周可痊愈，极少数时候可能会反复几个月。通常也会累及给关节供血的血管，因此**孩子也可能说腿疼，尤其是脚踝和膝盖。**有时可能疼得非常厉害，以至于孩子不愿走路。还有少数时候会累及肠或肾的小血管，此时孩子可能会肚子疼，或大小便带血。医生要求反复验尿也不要担忧，这是为了保证几周以后不再有血尿、血便。如果一直有血尿，就需要检查更长时间，以确保肾功能完好。

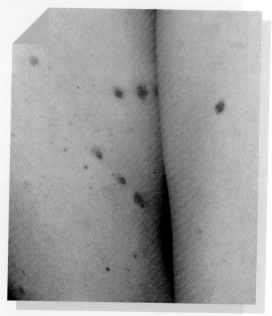

该怎么做？

■ 去医院检查，以便确诊是否是过敏性紫癜。

■ 遵医嘱服用扑热息痛或布洛芬。虽不能治本，但可减轻疼痛，尤其是关节痛。

■ 尽量让孩子多休息，不要让他走路或受伤。

■ 别给孩子穿会勒的衣物，比如带松紧带的袜子，这可能导致出现更多紫癜。

何时应去看医生？

▶ 尿液或粪便中有血。

▶ 孩子说肚子疼得厉害。

▶ 关节肿胀，皮肤发红发热。

▶ 发高热。

▶ 孩子尿很少或根本没有尿。

▶ 眼睑、面部、四肢等多处水肿。

异位性皮炎

怎么回事？

异位性皮炎又称特应性湿疹，是一种常见的**皮肤炎症，以强烈干痒为特征**，常常好了又发，发了又好。10%～20%的儿童会发生异位性皮炎，约一半病情在3～4岁自行消退。

两岁以内主要以流液性红色皮疹为主，通常在额头、脸颊、下巴、耳后、手臂、腿部。之后皮疹会变干，并主要出现在手、腕、脚踝以及手肘和膝盖的褶皱处。

该怎么做？

■ **每天使用合适的保湿霜**，记住它们不是护肤品，而是治疗的一部分，对缓解皮肤干燥、增强皮肤弹性，保护皮肤免受刺激、减轻瘙痒都非常重要。请在孩子刚洗过澡皮肤还湿润时使用。

■ 记住**淋浴或泡澡时间要短**，也不能太频繁。用温水、滋润的沐浴露或特定的沐浴油（购买前请咨询药剂师、儿科医生或信任的皮肤科医生）。

- 使用白色全棉毛巾，尽量不与家里其他人共用，轻轻拍干孩子皮肤，不要摩擦。
- 保持孩子的指甲够短，以免孩子抓伤自己，出血的伤口可能会感染，尤其是在皮肤已受刺激的时候。
- 家里的温度不要太高，尤其是孩子睡觉的房间，湿度也要尽量控制，不能太高。
- 选择柔软的棉质衣物。去掉可能刺激皮肤的部分，比如标签，尽量减少洗涤剂残留（可选择液体洗涤剂，必要时让洗衣机多漂洗一次）。

何时应去看医生？

- ▶ 瘙痒剧烈，已影响到日常活动或孩子睡觉时也抓挠。
- ▶ 皮疹有感染的迹象，出现淡黄的结痂或脓疱。

纠错

与大家通常认为的不同，**只在极少数时候异位性皮炎才是食物过敏的表现。**

草莓、西红柿、虾蟹等富含组胺的食物不会让病情加重，所以也没必要对这些忌口。

外用可的松吸收很少，这在很大程度上限制了可能出现的副作用，所以**如果医生开了可的松软膏，请根据说明安心使用，**不用担心。

皮疹

脂溢性皮炎

怎么回事？

脂溢性皮炎是一种皮肤反应，**在泛红的皮肤上有鳞屑或淡黄色油性痂壳形成**。主要影响皮脂腺多的部位，如头皮、脸、耳后、胸以及腋下或围尿布区等皮肤皱褶处。大部分时候孩子不会很烦躁，因为**脂溢性皮炎并不痒**。

通常出现于新生第二周到第十周，并会在3月龄以内自愈。有时可在青春期复发。

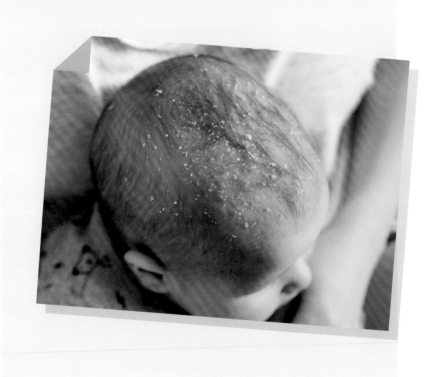

该怎么做？

▩ 可用适当的油软化痂壳，要整晚敷在头上或相关部位，等痂壳变软后可用软毛小刷子将其刷去。

▩ 除了油，还可以使用油基洗发水，洗澡时涂在孩子头上，轻轻按摩，不要搓，洗净拭干后用梳子去除软化的痂壳。**切勿用手直接抠下痂壳，以免感染。**

▩ 如果下面的皮肤很红，问过医生后可使用可的松软膏治疗。

▩ 如果叠加真菌或细菌感染，可使用抗生素或抗真菌药膏，但一定要遵医嘱。

何时应去看医生？

▶ 痂壳下皮肤发红、严重瘙痒、结痂和皮疹性状改变、叠加感染等并发症，一定要去看医生。

▶ 不确定是不是脂溢性皮炎。

▶ 3月龄后病情持续且无改善。

皮疹

脓痂疹

脓痂疹是**细菌引起的表层皮肤感染**。在儿童中很常见，尤其是3～5岁的孩子。

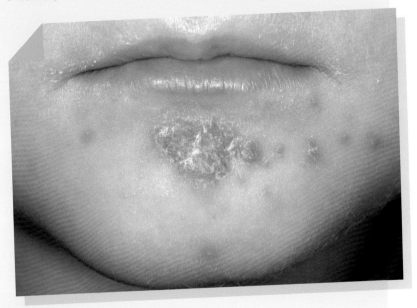

湿热环境及皮肤完整性受损，如轻微外伤、昆虫叮咬、皮炎引起的抓挠等都会造成感染。另外，此病**传染性很强，可通过直接接触或共用衣物、毛巾传播。**

脓痂疹发病的最初表现是面部、手臂、腿上出现红色小丘疹，随后丘疹会变成囊泡或脓疱，破裂后形成黄褐色结痂。有时孩子会说痒，少数时候还会有全身性症状，如发热或不适。

如果治疗及时且适当，感染不会造成什么严重后果。**复发很常见，并不代表免疫力低下。**

该怎么做？

■ 脓痂疹的治疗主要是在**局部使用消毒药物，包起伤口，根据病情严重程度使用合适的抗生素。**如果只是局部且很少，可能莫匹罗星类抗菌软膏就够了；如果很多，则需口服抗生素，如阿莫西林克拉维酸钾或克林霉素。

■ 有时可能需要检查病灶才能确定选用哪种抗生素。

■ 孩子要待在家里，开始治疗后24小时才能回学校或幼儿园。

■ 尽量将伤口包扎起来，以避免感染扩散，也减少对其他孩子的感染。

■ **要将床单、毛巾、餐巾及所有接触过结痂的衣物消毒。**

■ 家里其他人不可以使用孩子用过的毛巾、床单或任何织物。

■ 要经常洗手，并使用消毒皂。

■ 保持孩子的指甲短而干净，教孩子不要摸、挠结痂。

■ 最好淋浴而不是盆浴；不要去游泳池，要游泳尽量去海里。

何时应去看医生？

▶ **要使用抗生素一定要先去看医生，**特别是有以下情况时：尿液褐色；水泡周围的皮肤有红条纹；方法用了3天仍没有改善；体温升高到38℃以上；孩子是新生儿。

腮腺炎

怎么回事？

　　腮腺炎是由**副黏液病毒科的一种病毒引起的传染病**，俗称"痄腮"。表现为下颌和耳下（单侧或双侧）肿胀，这是因为产生唾液的一种腺体——**腮腺**发炎了。一般来说两侧腮腺都会发炎，通常相隔几天。

　　通常会发热，而且发病前几天孩子会说不舒服、头痛，不肯吃饭。大约一周后肿胀会消退，腺体恢复正常大小。

　　此病具有传染性，发病之前几天到症状消失几天后都能传染。病毒通过打喷嚏、咳嗽传播。因此要避免孩子与他人接触。

　　得过腮腺炎后，孩子会产生针对这种病毒的抗体，受到保护，以后就不会再得。

疫苗

　　有预防腮腺炎的疫苗，可与麻疹、风疹疫苗组合成三价疫苗，或与麻疹、风疹、水痘疫苗组合成四价疫苗。

该怎么做？

■ 无须吃药，没有针对这种病毒的药物，**腮腺炎能自愈**，并发症很少，且多见于成人而非儿童。

■ 如果孩子不想吃饭，不要强迫。

■ 如果咀嚼时疼痛，给孩子吃软凉的东西，如果泥、蔬菜泥、奶酪、杂菜汤、酸奶、冰激凌。

■ 让孩子多喝水、洋甘菊茶、加了糖的脱咖啡因茶，这些是最合适的饮料。

■ 不要给孩子橘子汁等酸性食物或饮料。

■ 确保孩子有足够的休息。

■ 仅在发热或疼痛时才用扑热息痛，也可用布洛芬（参见第138—139页）。**切勿服用阿司匹林，阿司匹林可在有发热的孩子身上引起严重病情。**

何时应去看医生？

▶ 孩子萎靡不振。

▶ 孩子说睾丸疼痛或小便时疼痛。

▶ 持续头痛。

▶ 服用扑热息痛后仍不退热。

▶ 孩子说肚子疼得厉害，或多次呕吐。

水痘

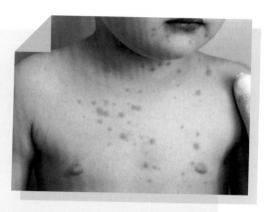

怎么回事？

水痘是水痘带状疱疹病毒引起的传染病，让皮肤上出现丘疹。**通过飞沫传播，潜伏期约为14天。**通常不严重，不造成什么后果，但很小的孩子或免疫力低下的孩子可有比较严重的症状。

10岁左右的孩子可能有1～2天的前驱期，出现非特异性症状，如全身不适、食欲不振、头痛、咽喉痛。

发病时皮肤上出现小红点，最初位于胸部和腹部，然后扩散到颈部、面部、四肢，口腔黏膜和生殖器黏膜也可能受影响。几个小时内红点就会变成含有液体的囊泡，先是透明的，后变得微黄，几日后结痂。因为囊泡一波一波地出现，所以会同时存在不同阶段的疹子，**不过大约6天内所有的囊泡就都会结痂，并在1～2周内自然脱落。水痘的一大特征就是出痘时非常痒。**

水痘传染性很强，发作之前2天到全部结痂为止都能传染。

该怎么做？

- 可将一汤匙淀粉溶于洗澡水中来解痒，如果还不行，可服用抗组胺药，但要问问医生，谨遵医嘱。
- **让结痂自行脱落**以避免留下疤痕，不要让孩子抓挠，不要让孩子太多、太长地泡澡，轻轻拭干皮肤，不要摩擦。
- 让孩子远离未接种过疫苗的人、没得过水痘的人，尤其要注意新生儿、很小的孩子、孕妇、体虚者、免疫系统有问题的人。
- 记住孩子还可能发热，不要惊慌，服用扑热息痛或布洛芬即可（参见第138—139页）。
- 一定不要使用乙酰水杨酸类药物，如阿司匹林，因为在出水痘的过程中它们可引起严重的并发症。

何时应去看医生？

  怀疑孩子得了水痘就应该去看医生，以确诊并详细地知道如何应对。如果是新生儿，尚未接种疫苗或有慢性病（尤其是免疫系统疾病），更应该及时看医生。

  如有可能请先预约，避免长时间待在拥挤的候诊室，以降低传染风险。

麻疹

怎么回事？

麻疹是一种**传染性很强的疾病，由麻疹病毒属的病毒引起**，常发于冬末春初。如果孩子很小，症状可能会更加明显。完全避免孩子与麻疹患者接触基本是做不到的，因为**出现特征性皮疹之前，只有低热和不适等症状时就已经有传染性了。**

孩子在出现麻疹斑点之前，通常会有类似重感冒的症状，如咽喉痛、咳嗽、打喷嚏、眼睛红肿、畏光。也可能发热得很高（可超过39℃），两颊内侧可能会出现发白的小点。随后会出现皮疹，先是在面部有小红点，从额头和耳后开始，然后发展到颈部、躯干、四肢。

通常会痒。皮疹出现2～3天后会退热，一周左右红点会消失。孩子的皮肤可能比平时更干燥。

没有针对这种病毒的药物，只能靠自身免疫力。

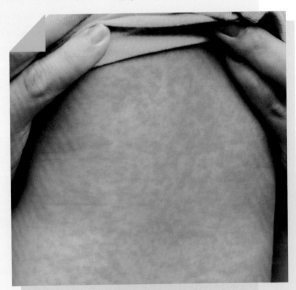

该怎么做？

■ 确保孩子有充足的休息，保持房间昏暗。

■ 让孩子多喝水，包括无咖啡因的茶、洋甘菊茶等。

■ 如果孩子不想吃饭，不要强迫。

■ 可服用扑热息痛以缓解不适或退热（参见第138页）。

■ 如果孩子痒得睡不着，请咨询医生如何用抗组胺药。

■ 清洁孩子的皮肤，涂上保湿霜。

何时应去看医生？

如果孩子没什么特定疾病，通常会自愈而无并发症。但在某些情况下可能需要多加注意。出现以下情况时请尽快带他去看医生：

▶ 单耳或双耳疼痛。

▶ 持续咳嗽，没有改善的迹象。

▶ 呼吸困难。

▶ 呕吐或腹泻。

▶ 说头一直痛。

▶ 惊厥（较少见，孩子之前曾有过热性惊厥的话更容易发生）。

疫苗

麻疹疫苗常与风疹、腮腺炎疫苗一起接种，也可再加上水痘疫苗。如果孩子健康，没有削弱免疫力的病，那么疫苗是完全无害的。**如果孩子的身体状况欠佳，可推迟10～15天接种疫苗。**接种后可能会出现非常轻微、略有不同的麻疹。症状很快就会消退，无须治疗。

风疹

怎么回事？

风疹是由**风疹病毒属的病毒引起的皮疹性疾病**，在出疹性疾病中通常是最轻的。但**在怀孕期间感染就很危险**，因为可导致流产或畸胎。病毒通过打喷嚏或咳嗽时的飞沫传播，但与麻疹等其他病毒相比，风疹的传染性较小，因此要感染需要更久的接触。风疹常发于冬末春初。在年龄较大的孩子中，约有一半情况无症状或症状非常轻微，孩子可能只是轻微出疹，不发热，也没有其他症状。疹子是粉红色的，首先出现在脸上，然后扩散到身体其余部位。出疹时常伴有某些淋巴结肿大（颈周和后颈），可持续数周，但无须紧张。

相比其他出疹性传染病，风疹更少导致发热、不适、头痛、咽喉痛。通常孩子不会说痒。

大约3天后皮疹就会消失，病就好了。 没有可以打败这种病毒的药物，只能依靠免疫系统。

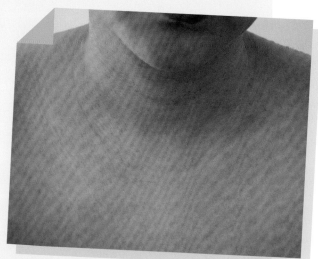

该怎么做？

■ 确保孩子有足够的休息。

■ 让孩子多喝水或加糖的无咖啡因茶、洋甘菊茶等，帮助补水，尤其他不
肯吃饭的时候。

■ 可服用扑热息痛以退热或缓解不适（参见第138页）。

■ 避免孩子与未接种过疫苗或怀孕前未得过风疹的孕妇接触。

何时应去看医生？

风疹通常不会在健康的孩子身上引起并发症，但极少数时候需要多
加注意。出现以下情况就要去看医生：

▶ 孩子说关节（特别是手指、手腕、膝盖）一直疼痛。

▶ 持续头痛。

▶ 发热数日不退，服用扑热息痛也不管用。

▶ 皮肤上出现瘀青或暗斑。

▶ 呕吐。

▶ 尿液呈粉色或红色。

疫苗

有风疹疫苗，常与麻疹、腮腺炎疫苗组成三价疫苗，或再加上水痘
疫苗组成四价疫苗。如果孩子健康，没有降低免疫力的病，那疫苗完全
无害。**如果孩子的身体状况欠佳，可推迟10～15天接种疫苗。**

传染病

百日咳

怎么回事？

　　百日咳是一种传染性很强的疾病，由百日咳博德特氏杆菌引起。还有其他类似的细菌，但致病性较弱，能引起类似百日咳的症状，称为"类百日咳综合征"，但没百日咳严重。百日咳通过咳嗽和打喷嚏传播。

　　通常孩子会有呼吸道症状，如打喷嚏、流泪、鼻炎、从夜间咳嗽到整日咳嗽，症状逐渐加重，**最终导致痉挛性咳嗽然后深长吸气，发出鸡啼样吸气吼声**。发作期间，咳嗽时或紧接着可能会有大量黏液分泌，孩子常常累到呕吐。会食欲不振、疲倦，一般不发热，可能会说透不过气。该病持续6周左右，在年龄较小（1岁以下）的儿童身上更严重，可持续10周。经过4周后，症状减轻，恢复期开始，但咳嗽仍可持续数周，不过没那么强烈。

该怎么做？

■ 让孩子按要求接受抗生素治疗，越早开始越有效。

■ 多补水，辅助治疗。

■ 确保孩子休息时不受打扰，避免噪音、惊吓及任何可能引起咳嗽的事情。

■ 开始抗生素治疗后，要将孩子隔离至少一周，避免传染给易感儿童和老人。

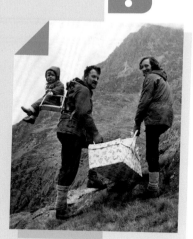

以前人们认为百日咳是由"浊气"引起的，因此会带孩子去山里，那里的空气更"纯净"，这其实就有预防和治疗的作用（抗生素才刚刚发明）。所以，去山里治疗百日咳是一种惯常的做法。

不过，去山里的孩子经常病得越来越厉害，很可能是由于寒冷，于是就有人想到了"飞机升空法"，可以升到高空又不用受冻。其实能上飞机的孩子几乎都已在恢复期或症状轻微，严重的百日咳受不了旅途劳顿。不过后来也不流行了，因为成本太高，负担不了。

何时应去看医生？

呼吸道症状持续且咳嗽具有上述特征，就要尽快带孩子去看医生，以便医生确诊并开药。**很小的孩子建议住院**；对于较大的孩子，如果身体不好，无法自己进食或饮水，不能口服药物，也可能需要住院。

疫苗

百日咳疫苗在疫苗接种计划表内，3个月、5个月、11个月时各接种一次，6岁时再强化一次，以后可每10年与破伤风、白喉疫苗一起接种。通常都是白喉、百日咳、破伤风疫苗一起接种，简称"百白破疫苗"。比起以前的疫苗，现在的疫苗耐受性更好，因为仅含细菌的某些部分而不含活菌。副作用很少见，要发生也在接种后几小时，最多在7天之内。

猩红热

怎么回事？

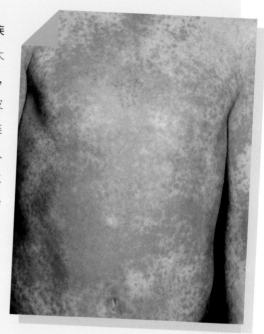

猩红热是**一种细菌性疾病，以红色皮疹为特征。**大多数时候先是扁桃体发炎，通常伴有发热，然后出现皮疹。致病细菌是"溶血性链球菌"。它通常位于健康人的上呼吸道中，通过咳嗽或打喷嚏时的飞沫传播。学龄儿童更容易被感染。如果得了猩红热，孩子会说咽喉痛，扁桃体上可见脓状渗出液，颈部淋巴结肿大，**发热1～2天后出现鲜红、密集的皮疹，**先在四肢根部（腋窝和腹股沟）、颈部及耳后，后扩散到胸部、背部、腹部、四肢。皮肤通常呈颗粒状且干燥。用手按压孩子腹部，可见红斑短暂消失，出现淡黄色手印。脸上也会出疹子，但口鼻周围一般没有，显得苍白。**舌头会变成"草莓舌"，**这是由于舌乳头增大。舌头上最初会有一层白，几天内舌头变为鲜红色。5～7天后退热，皮疹渐渐消失。腋下，腹股沟，四肢皮肤的干燥、脱皮可能会持续几周。

该怎么做？

■ 确诊为猩红热就要开始**抗生素治疗**。常用的抗生素是阿莫西林，需服用 10天。

■ 如果孩子说头痛或高热，可服用扑热息痛（参见第138页）。

■ 确保孩子有足够的休息。

■ 让孩子多喝水，包括无咖啡因的茶、洋甘菊茶等。

何时应去看医生？

借助抗生素疗法，孩子通常几天就会康复，但也可能出现一些并发症。如有以下情况要去看医生：

▶ 单耳或双耳疼痛。

▶ 脖子或耳后肿胀疼痛。

▶ 脖子动不了。

▶ 关节疼痛。

▶ 腹痛。

▶ 抗生素治疗开始后24～48小时发热仍不退。

纠错

就算开始治疗12～24小时后体温正常，**症状改善，也不可停药**。过早停用抗生素会使得细菌的抗药性增强，导致不能完全消灭链球菌，这可能会导致持续很久的并发症。

单核细胞增多症

单核细胞增多症是一种常见的病毒性感染，由人类疱疹病毒第四型（EBV）引起。这种病又被称为"接吻病"，因其**通过直接或间接交换唾液**（例如接触被污染的物体）**或咳嗽时的飞沫传播**。得病的通常是青少年，但任何年龄的人都可感染。

单核细胞增多症会引起高热，咽喉痛，吞咽困难，乏力，颈部、腋下、下腹部淋巴结肿痛，脾脏增大，皮肤上突然出现大面积皮疹，头痛，关节痛。这些症状会持续2～4周，之后就会康复，但疲倦感可能会持续一段时间。不过几周内就可以回去上学，只要注意常规卫生即可。但一般来说，退热后最好再等3～5天。**现在还没有针对单核细胞增多症的疫苗。**

总之，大多数患有单核细胞增多症的儿童不会有什么大问题。

39℃　发热

37

咽喉痛

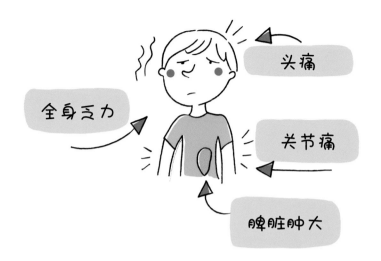

全身乏力

头痛

关节痛

脾脏肿大

该怎么做？

■ 带孩子去看医生。单核细胞增多症的诊断通常依据临床表现就可以，但也可通过化验来确诊。

■ 没有针对单核细胞增多症的疗法，但可采取一系列措施：保持孩子有充足水分，多给他吃软凉的食物，让他休息，如需要也可使用退热药（参见第138页）。

■ 最好避免有身体接触的运动及其他活动，至少一个月。这是因为生病期间脾脏会增大，可能会在运动时受伤。

■ 要避免直接或间接接触患病儿童的唾液，不管是在发病期间还是之后的几星期，因为病情缓解后唾液中仍有病毒待清除。

何时应去看医生？

　　一定要带孩子去看医生。如果萎靡不振，不肯吃饭，喝水明显减少，就要去看医生。

传染性红斑

怎么回事？

    传染性红斑，又称"**第五病**"，是儿童尤其学龄儿童中相当常见的病毒感染。多见于冬春季，最初的症状往往十分普通，如发热、头痛、红眼、咽喉痛、感冒、打喷嚏、咳嗽、肌肉酸痛，也可有恶心、呕吐、腹泻等胃肠道症状。2～10天内，脸上还会**爆发深红色皮疹，集中在两颊，口周没有**，形成典型的"蝶形红斑"。红斑还可扩散到身体其他部位，尤其是躯干、手臂、大腿，呈略微凸起的红点状，有时会发痒。几天后皮肤症状消失，一般从中心开始消退，然后是四周。有时皮疹也会反复，特别是在压力或运动时，或者晒了太阳、温度变化。

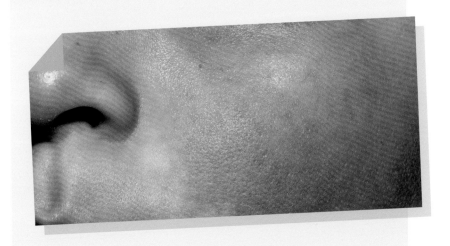

该怎么做？

■ 虽然没有针对感染本身的疗法，但可以对症治疗：

　▶ 保持发热的温度较低。

　▶ 补充因呕吐或腹泻流失的水分。

　▶ 用止痛药缓解头痛、咽喉痛、肌肉酸痛（如不清楚如何用药请咨询医生）。

■ **不要给孩子服用抗生素**，这是病毒感染，不是细菌感染，抗生素不管用，对病毒不起作用。

■ 请记住，"第五病"有传染性，易于传播。为减少传染风险，在病好前请让孩子远离他人，尤其是新生儿、老人、孕妇、体质虚弱者或免疫系统有问题的人。

■ 请去看医生以获得正确的诊断，根据临床症状便可很容易地确诊。

何时应去看医生？

　▶ 免疫系统不健全或有血液病。

　▶ 发热难以控制，伴有嗜睡或行为改变。

幼儿急疹

　　幼儿急疹是一种病毒性疾病，由人类疱疹病毒6型（HHV6）引起，发生在6个月至2岁的儿童中。**发病时孩子可能会高热（39℃～40℃）、烦躁、咽喉痛、感冒、腹泻、耳痛**，不过大多数时候还是很活跃，尽管在发热。

　　发热3～5天后，孩子会感觉好些，**退热后会出现浅粉色皮疹**，呈轻微突起的小点状，先在颈部和躯干，后扩散到面部、腿部、胳膊。不过不用担心，这只会持续24～48小时。

　　病毒通过唾液或讲话、咳嗽、打喷嚏时的飞沫传播。但这种病能自愈。

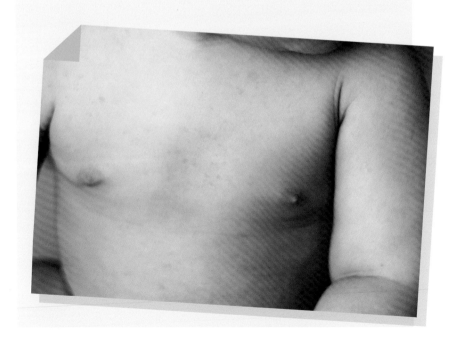

该怎么做？

- 如果发热超过38.5℃，或孩子特别烦躁，可给他服用扑热息痛或布洛芬。
- 让孩子多喝水，防止脱水。
- 如果孩子不肯吃饭，试试给他吃流质食物，如酸奶、冰激凌、土豆泥等，凉的可缓解咽喉痛。
- 发出的疹子不会痒，因此无须用药。
- 退烧后、出现皮疹时，孩子就可以回幼儿园了。

何时应去看医生？

建议带孩子去看医生，以排除其他可导致发热的原因，尤其是未满1岁，非常烦躁，不肯喝水，服用扑热息痛也不退热且持续6天以上。

小知识

幼儿急疹有许多名字，如第六病、玫瑰疹等。之所以被称为第六病，是因为它是第六种被发现的出疹性传染病。

人们一直不知道病因，直到1988年日本确认人类疱疹病毒6型为致病因素。

手足口病

怎么回事？

　　手足口病是一种常见的病毒感染，主要见于新生儿和10岁以下的儿童。病毒通过咳嗽、打喷嚏等在空气中传播，直接接触被患者鼻分泌物、体液、唾液、粪便等污染的东西也可感染。表现为**口腔溃疡，弥漫性皮疹，手掌、脚掌、嘴里及裹尿布的区域出现成片的小泡**。之前或之后可伴有发热、腹痛、全身不适、轻度瘙痒。口腔病变可导致食欲不振、吞咽困难。**皮疹在7～10天内消退**，退热且嘴里的病变消失后，孩子就可以回去上学。

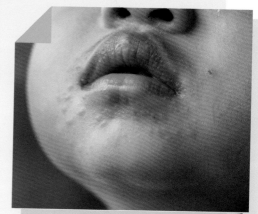

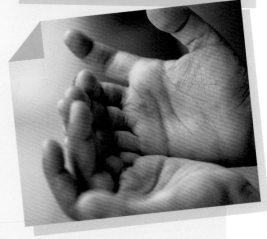

该怎么做？

■ 要确保孩子有充足水分，多喝水，多排尿。

■ 可给孩子服用扑热息痛来止痛，从而可以吞咽，减少吃饭时的困难。

■ 也可用有麻醉作用的喷雾和漱口水来缓解口腔疼痛。

■ 可给孩子吃流质食物。

■ 剩下的就只有耐心等待了，因为这种病可自愈，但**要经常用消毒皂洗手，并将孩子密切接触过的东西消毒**。就算孩子看起来已经好了，也要小心，因为**该病毒还可在粪便中再存在1个月**。

何时应去看医生？

▶ 孩子6～8小时未排尿；

▶ 4～6小时未弄湿尿布；

▶ 病情恶化且发热超过3天。

疫苗接种

　　疫苗是保护孩子免受许多细菌和病毒感染的最佳武器。疫苗接种消灭了一些传染病，也大大减少了另一些的传播，这些病在过去曾夺走许多生命。不愿给孩子接种疫苗、低收入国家无法接种疫苗等现象让传染病更易传播，导致更多孩子被感染，并发症也增加了。这证明疫苗接种确实有效。**接种疫苗的最佳时期是孩子的免疫系统正在"建设"时，能对疫苗相应微生物产生保护性抗体反应。**婴幼儿接种疫苗也是一种保护，因为儿童时期最容易感染传染病。

　　要知道，就算孩子只是把自己抓破了或弄伤了，哪怕很轻微，他的免疫系统也会受到数千抗原的刺激，这比接种计划表中所有疫苗包含的抗原总数还要高出无数倍。

　　由于新技术的使用，疫苗含有的抗原越来越少，但依然足以适当地刺激免疫系统；另外，**大多数疫苗并不包含完整的病毒或细菌，而仅包含其某些部分**，因此并不能引起感染。

　　要知道，**接种过疫苗的人越多，在人群中传播的致病微生物就越少**，对肿瘤和白血病患者、有免疫抑制疾病的人、太小的孩子等无法接种疫苗者的保护也就越好。

▶ 六价疫苗包含乙型肝炎、破伤风、白喉、百日咳、B型流感嗜血杆菌疫苗。

接种疫苗后**最常见的副作用是发热**，通常不会很高，服用扑热息痛即可很快退热。其他常见的副作用还有烦躁不安、食欲不振，但都会很快消失。

接种疫苗的部位有时也会有局部反应，孩子也可能出现荨麻疹，但都很轻微，很快就会过去。

一些孩子的症状可能完全与疫苗接种无关：冬季，流感和肠胃炎病毒横行，此时接种的孩子可能会出现呕吐和腹泻，导致家长错误地认为这是疫苗的副作用，其实只是孩子在接种疫苗前几天被病毒感染了！惊厥和过敏极罕见，而且肯定比孩子自然感染病毒引起的严重并发症少见得多。不过，接种疫苗后，医护人员会要求**等至少30分钟再离开**，以便万一出现严重过敏反应可及时治疗。

同时接种多种疫苗可避免多次注射，也省得要跑好几趟，但不会增加发生副作用的风险，也不会使副作用更严重。

儿童预防接种时间表* 自2019年1月1日

年龄	0～30天	3个月 (61天) 以上	4个月 (91天) 以上	5个月 (121天) 以上
白喉、百日咳、破伤风 (百白破)		●		●
脊髓灰质炎 (IPV)		●		●
乙型肝炎 (HBV)	●**	●		●
B型流感嗜血杆菌 (HIB)		●		●
麻疹、流行性腮腺炎、风疹 (MPR)				
水痘 (2017年后出生者)				
肺炎链球菌 (PVC)		●		●
B型脑膜炎球菌 (MEN B)			●	
A，C，WEY型脑膜炎球菌 (MEN TRETA)				
轮状病毒		●	●	●
乳头瘤病毒 (HPV)				
流感				

*此表格根据意大利《2017—2019年国家预防接种计划》制订
**若母亲乙肝阳性 (HBsAg +)，则出生时打第一针，1月龄打第二针

6个月 （151天）以上	11个月	13个月	14个月	6岁	12岁	13～14岁
	●			●		●
	●			●		●
	●					
	●					
		●		●		
		●		●		●***
	●					
●			●			
		●				●
					●****	
仅适用于易感儿童（6个月以上）						

***水痘，易感人群（从未感染者）2剂
****2剂，间隔2个月

私处疾病
尿布疹

怎么回事？

　　与尿布直接接触的皮肤发炎便会导致尿布疹。可包括一系列皮肤病，原因可能是过敏、感染、自体免疫等，也可出现全身性疾病。此时需要医生深入检查。这通常只是一种刺激性皮炎，尿布的摩擦刺激了皮肤，再加上粪便和尿液滞留，受影响的部位呈红色，还会脱皮，凸起的地方经常有囊泡。皮炎一般不会出现在皮肤褶皱处，但会波及腹部和大腿。受影响范围可大可小，范围越大孩子也就越不舒服。不可忽视它，因为存在很高的细菌或真菌感染风险，可引发其他病变。

😊 该怎么做？

■ 用温水和温和洗剂反复清洗患处。

■ 洗后请用柔软毛巾轻轻拭干臀部，不要摩擦。

■ 勤换尿布，2～3小时一次。

■ 每次换尿布时涂一层保护性氧化锌软膏，可形成一层屏障，阻隔尿布包裹造成的湿热。

■ 尽量保持泛红部位干燥、清洁。

■ 如有生殖器念珠菌病，请参见对页。

■ 没有医嘱，勿用可的松类软膏。

何时应去看医生？

　　采取措施后2～3天仍不见好转。

生殖器念珠菌病

怎么回事？

生殖器念珠菌病是一种真菌感染，一般由白色念珠菌引起。可能由肠道真菌感染导致（原发），也可能是尿布疹的并发症（继发），可参阅第80页。

孩子腹股沟或肛周的皮肤上，可能会出现边缘清晰的红斑，上面还可有充满透明液体的囊泡或含有脓液的脓疱，周围还可有小丘疹。

念珠菌病出现前后，孩子可能出现过腹泻、口腔溃疡、鹅口疮，也可能使用过抗生素。

该怎么做？

■ 一定要去看医生，以便确诊是生殖器念珠菌病，去检查还可找出病因，看是原发的还是继发的。

■ 据临床表现可诊断，有时也需要化验，例如化验病灶样本以更好地理解其性质。

■ 确诊后，医生会开抗真菌药膏，用于患处，一日多次，持续几天。

何时应去看医生？

一般都应去看医生，如果病情持续更要谨慎，要及时就医。

蛲虫病

怎么回事？

　　蛲虫病是一种**极易传染的肠道寄生虫病**，常见于学龄前和学龄儿童。这种病通过"粪—口路径"传播，寄生虫在肛门和肛周产卵，**若吞下这些卵便会得病**。产卵通常在晚上，此时症状也更严重，表现为相应部位严重瘙痒。**接触被污染的东西**，如被褥、衣物、玩具、食物，**就容易被传染**。虫卵可以在暴露环境中存活数周。此外，孩子们也经常自我重复感染，挠自己之后再用手摸嘴。注意双手卫生当然可以预防，但如果已经感染了，那就还不够，要根除就必须杀死环境中留存的卵。

该怎么做？

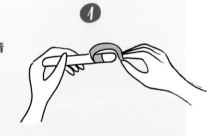

①

　　如果觉得孩子可能得了蛲虫病，**请仔细检查肛周和阴道，以及粪便**，蛲虫是白色小蠕虫，好像细线一样。如果看不到蛲虫，医生可能会建议做**贴片化验**（图①）。

　　要做三个贴片，需要三片玻璃片和胶带，将胶带贴于肛周，贴5到6次（图②），最好在早上孩子洗澡之前，然后把胶带贴在玻璃片上（图③）。这样取样3天，最好隔天一次，然后把玻璃片送去化验。

每次做完一定要好好洗手，因为虫卵的传染性很强。

　　每天早上好好给孩子洗澡，**消毒内衣和被褥。**

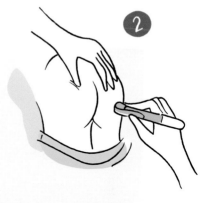

医生会给您开抗寄生虫药物（甲苯咪唑），通常是糖浆。第一剂孩子和大人都要喝，

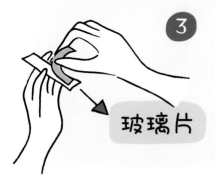

玻璃片

2周后仅孩子服用第二剂，以避免被期间生长出的幼虫再次感染。

何时应去看医生？

怀疑是蛲虫病就应去看医生，尤其是孩子肛门瘙痒、腹痛、烦躁不安。另外，如果方法无效，症状持续，也要去看医生。

纠错

民间偏方常用大蒜、洋葱、咖喱、南瓜子、柠檬皮、菠萝、核桃、肉桂、丁香等来驱虫，但其实不管用。治疗寄生虫病的唯一方法是合适的药物加上正确的消毒。

私处疾病
包茎

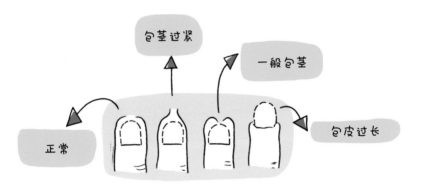

包茎

怎么回事？

如果**包皮无法褪下**，孩子就可能有

包茎。在3岁以下的孩子中，包茎可以是一种

正常情况，且十分常见，随着年龄增长会自然消失。

包茎过紧

一般包茎

正常

包皮过长

该怎么做？

■ 为避免分泌物堆积引起感染，**每次排尿后都要清洁包皮**，可用肥皂和水，
或消毒液，清洗后要好好弄干。

■ 确保孩子没有小便困难，排尿时尿应连成拱形，不会滴滴答答。

■ **不要大力褪下包皮**，这可能会造成包皮内的小损伤，容易发炎，让包茎
更难治。而且这对孩子来说也很痛苦。

■ 沐浴后才可试着轻轻褪下包皮，不要用力过猛。洗澡后皮肤会更有弹性，
清洁这个部位也就更容易。但之后一定要记得将包皮复位。

■ 如果包茎过紧（包皮无法褪下），医生可能会要求每天使用可的松软膏，持续3～4周，还可能要重复疗程。

■ 仅在某些特定情况下，单靠药物无法治愈，可能需要给孩子做包皮环切术。

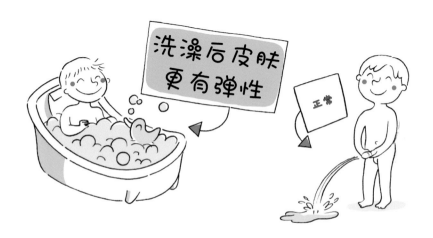

何时应去看医生？

▶ 孩子小便困难，排尿时不是水柱而是滴滴答答的。

▶ 孩子说小便疼痛、灼热。

▶ 阴茎发红，有分泌物。

▶ 无法将包皮褪下，露出龟头。

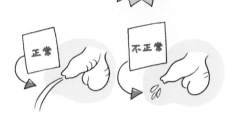

私处疾病
龟头炎

怎么回事？

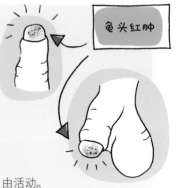

龟头红肿

龟头炎即**龟头发炎，通常是细菌感染所致**。也可能是由于外界刺激、皮炎、过敏。龟头会红肿，可能会观察到分泌物，但分泌物中很少有血。

龟头炎很痛苦，孩子可能会小便困难。包茎是诱因之一，包皮太紧，不能在龟头上自由活动。

该怎么做？

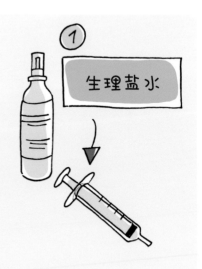

① 生理盐水

■ 正确洗净双手后，向注射器中注入5毫升生理盐水，取下针头 (图①)，冲洗龟头，清洁分泌物。

也可用少量0.05%的Amuchina Med溶于温水，孩子每次排尿后用于清洗 (图②)。

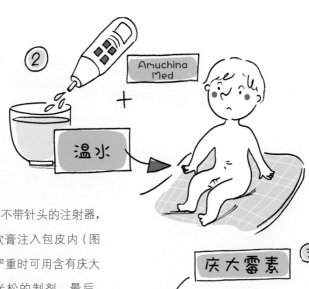

■ 然后，还是用不带针头的注射器，
将庆大霉素软膏注入包皮内（图
③），情况较严重时可用含有庆大
霉素和倍他米松的制剂。最后，
用浸润了0.05% Amuchina Med
的纱布包好。病情会在3～5天内
缓解。

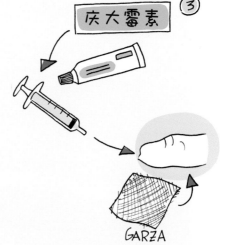

■ 如果孩子很烦躁、喊疼，可给他
服用扑热息痛糖浆或布洛芬糖浆
（剂量参见第138—139页）。

何时应去看医生？

▶ 发热超过38℃。

▶ 无法排尿。

▶ 龟头变紫，包皮特别紧，无法活动。

鞘膜积液

怎么回事？

鞘膜积液是**阴囊肿胀**，阴囊包裹着睾丸，肿胀是**由于里面积存液体**。这在新生儿中很常见（足月婴儿可有5%，早产儿有16%～25%），是由于连接腹股沟管和阴囊的导管一直通着，它在胎儿发育过程中使睾丸能正常下降。

鞘膜积液可自行消退，通常在1岁之内，不过有些时候也可超过1岁，或1岁后才发病，尤其导管并非一直通畅的时候。有时会出现在发热、传染病、睾丸外伤（包括轻微伤）、睾丸扭转、附睾炎（继发性鞘膜积液）之后。

通常孩子不会有任何让他不能活动的症状，但严重的鞘膜积液可导致不适、疼痛、坠重感、阴囊周围皮肤受刺激。如果肿胀没有自行消退，特别是满1岁以后，可能需要进行小手术。

正常

鞘膜积液

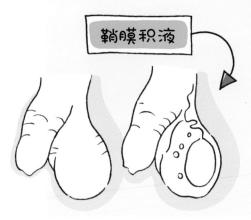

该怎么做？

■ 请去看医生，以便确诊，与医生商定后续检查。如看到医生很近地照亮孩子的阴囊，不必担心，这是一种简单而常见的检查，可看出肿胀的性质，鞘膜积液等液体很透光。

■ 给孩子换尿布时注意观察孩子的生殖器，如有疑问请再次请教医生。

■ 尿布不要裹得太紧，并始终选用宽松舒适的短裤和连体裤。

■ 如果孩子的阴囊晚上看起来比早上肿一些，不要担心，这很正常，因为白天大部分时间孩子通常都坐着或站着，在重力作用下液体便往下流。这都是正常现象，因此不要以任何方式限制孩子的日常活动。

■ 请记住，鞘膜积液只要正确诊断和治疗，不会对孩子的睾丸健康和未来生育有什么影响，不像某些人说的那么可怕。

何时应去看医生？

　　肿胀突然加重或阴囊发红、疼痛。请记住，只要是睾丸疼痛，尤其是剧烈、突然的疼痛，一定要去看医生。

睾丸疼痛

怎么回事？

　　睾丸疼痛，或者更准确地说，阴囊疼痛，并不少见，原因有很多，有些需要立刻治疗，有些则没那么严重。因此一定要去看医生以便确诊。阴囊疼痛有时会辐射到腹股沟和小腹，可伴有阴囊红肿。**主要要排除的原因是睾丸扭转**，这在任何年龄皆可发生，但在哺乳期儿童和青春期前儿童中更常见。此时睾丸的血液供应受到很大妨碍甚至完全中断，**必须在几小时内及时治疗，以防睾丸永久损伤**。这种情况的疼痛是突然出现的，一开始就很强烈，阴囊明显肿胀，变成紫红色。幸好，临床中更常见的情况不是睾丸扭转，而是睾丸的小附件扭转，表现相似，但睾丸的供血没有被切断。还应记住，阴囊疼痛可能是因为睾丸、附睾感染，此时常伴有泌尿系统症状，如小便灼痛；阴囊的疼痛是慢慢出现的，并不特别强烈，但阴囊非常红肿。

　　还应考虑外伤。另外，还有一种病称为**特发性阴囊水肿**：阴囊明显肿胀，皮肤发红，但并不疼痛或只是轻微疼痛。原因尚不明确，症状会自行消退。阴囊肿胀还可能是因为疝气，而疼痛是由于其并发症。

该怎么做？

■ 不管怎样，去看看医生比较好，以便医生找出疼痛原因，判断严重程度。

■ 如果疼得非常厉害，可服用扑热息痛（参见第138页），至少可暂时缓解症状。

■ 不要让孩子走路，因为这会加剧疼痛。

何时应去看医生？

始终都应去看医生，但最紧急的是突然剧烈疼痛，可能会：

▶ 腹部或腹股沟也痛；

▶ 伴有恶心、呕吐；

▶ 伴有阴囊明显肿胀、发紫。

如果孩子被诊断为腹股沟疝，疼痛、肿胀、阴囊发红可能都是其并发症（比如绞窄）的表现，要尽快检查。

血尿

怎么回事？

　　血尿即**尿液中有血，尿液会呈红色**，血量不同严重程度也不同。如果肉眼可见，称为**肉眼血尿**，这最令父母担心。如果只在显微镜下才能看见血，称为**镜下血尿**，要经过化验才能发现，肉眼看不到。血尿并不一定代表有严重的疾病，但要好好检查，深入研究。可能是尿路感染、肾结石、肾病、剧烈运动、肾脏外伤引起的。

该怎么做？

■ 用专门的容器收集孩子的尿液，带去给医生。医生会拿去化验，并检查孩子，然后根据症状和临床病史，决定要做哪些后续检查。

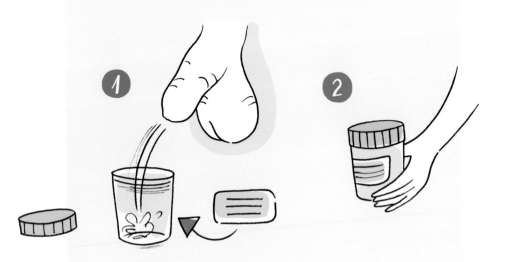

■ 确保孩子未服用任何会使尿液变红的药物（如利福平），也未食用任何有
此效果的食物（如甜菜根）。

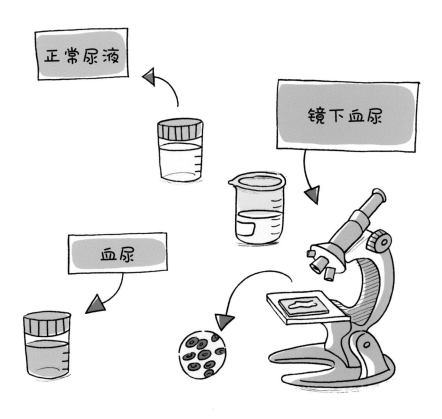

何时应去看医生？

发生血尿一定要带孩子去看医生，看儿科或者急诊。

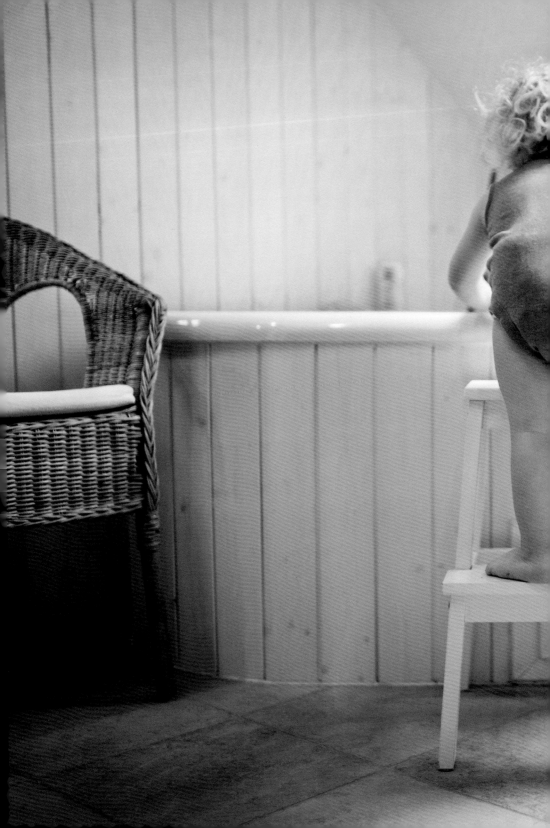

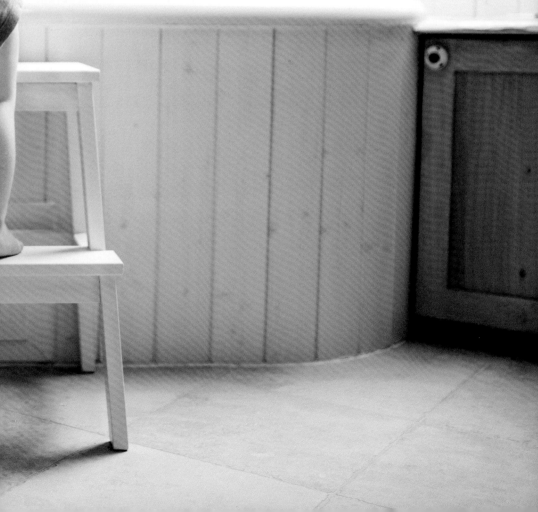

事故与创伤

烧伤

怎么回事？

烧伤是由热（沸水、滚烫金属、阳光、过热表面、火焰）、化学物质、电流引起的组织损伤。**这是儿童因严重事故而住院的常见原因之一。**其严重程度取决于多个因素，包括受伤皮肤面积、孩子的年龄、受伤的部位。根据受伤深度分为：

▶ **I度烧伤**（浅表伤，仅伤及表皮），表现为伤处充血、水肿，可在几天内自愈；

▶ **II度烧伤**（伤及表皮和真皮），出现水泡，14天左右可愈合，可能留疤；

▶ **III度烧伤**（伤及全部皮层、附属组织、皮下结构），需要很久才能愈合，而且会留下严重的疤痕。

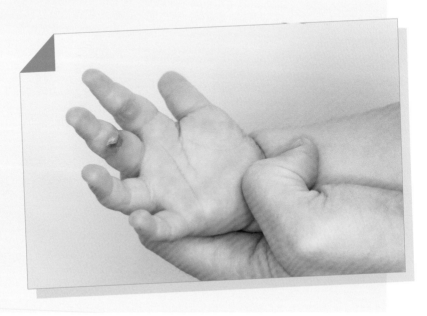

该怎么做？

■ **第一时间清除源头**，接触时间越久烧伤越严重。

■ 如果是沸水烫伤或化学药剂灼伤，立刻脱掉所有衣物。

■ 把孩子包起来，以扑灭任何可能残余的火焰，**然后再脱去衣物**，除非衣服已与皮肤粘连。

■ 立即用流水给皮肤降温。

■ 为避免感染，用杀菌材料护住受伤部位，如果没有也可用干净的被褥。

■ 冷却伤处后，如果面积较大，要给孩子保暖，可用床单包裹，直到急救人员到达。

■ 如果是化学灼伤，建议带一点儿样品，方便有针对性地治疗。

何时应去看医生？

　　深度或广泛烧伤，面部（尤其是眼周和颊周）、手脚、会阴部、生殖器、大关节处烧伤时，一定要带孩子去最近的急诊。如孩子出现全身性症状，比如失去意识、皮肤苍白、大汗、呼吸急促，也请立即去急诊。

纠错

　　不要在家中挤破、刺破水泡，因为这不仅会痛还会导致伤口感染。皮肤依然可以保护其下组织免受感染。

　　不建议在烧伤处抹油、软膏、乳霜或其他东西（比如牙膏），因为大多无用，而且可导致感染。用冰块直接敷伤处只会造成伤害，或加重已有伤口。

创伤

怎么回事？

　　活跃的孩子几乎不可能不受伤，至少会有一次擦破皮或撞到淤青。**儿童最常见的伤是头皮受伤**，这会使父母非常惊慌，因为会出很多血，比同等深度、同等面积的其他部位伤出血要多，因为头部有很多血管。**但大多数伤口不需要治疗，清洁干净即可。**

　　受伤的主要原因是剪刀等尖锐物体掉下来砸到，或使用时不小心刺到。教导孩子正确使用某些物品可以防止很多伤害，有些严重伤口需要送急诊治疗。

该怎么做？

■ 皮肤挫伤和擦伤应冲洗干净，用肥皂和水清洁，减少感染风险。

■ 大部分出血可**用消毒纱布按压止住**，要保持几分钟（5～10分钟）才能保证效果。血止住之后，就可以看看受伤的皮肤，判断是什么性质的伤。

■ **用流水冲洗**比较好，尽管这可能会导致再次出血。如出现此情况，请去看急诊。否则只须**用消毒剂处理伤口**，再以消毒纱布包扎，去看医生以确定后续治疗方法，医生会决定要不要抹药，以及好了之后还需要做什么。

■ 如果伤口血流不止，等待急救人员或去往医院时要按住伤处，可能的话**请将伤处举高**，这样可以减缓出血速度。出血变慢或停止时，用新绷带包扎伤口。

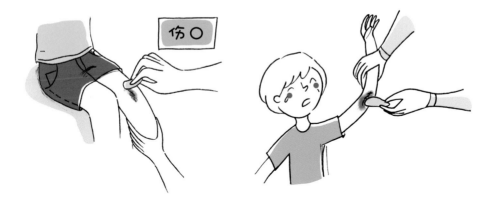

何时应去看医生？

▶ 如果伤口导致部分组织脱落（如手指断了），请马上送急诊。**记得将断掉的部分交给急救人员。正确存储、运输断肢到急诊室，可帮助增加接回去的可能。**

▶ 大量出血、皮肤撕裂、组织分离的深层伤口需要立即看急诊。被动物咬伤也需要去急诊室仔细清理。

▶ 未遵守疫苗接种表、未打破伤风疫苗的儿童如受伤，要及时就医，以防破伤风。

纠错

　　大蒜、蜂蜜、醋被认为具有消毒、抗菌的作用。尽管有一定道理，但不建议在医生检查、清洁伤口之前把这些东西抹在伤口上。在伤口上抹东西可能会使清洁伤口更麻烦、更困难。就算是轻伤也不建议使用这些东西，因为有感染风险，这些都未灭过菌。

眼、耳、鼻异物

怎么回事？

儿童特别是较小的孩子中，耳鼻异物很常见。通常是小物体，如**塑料块、石头、纸、小电池、食物（坚果、种子、豆子）、昆虫**。父母有时看到事情发生，也可能后来因为孩子乏力、耳鸣、耳痛、单侧鼻塞、耳鼻分泌物有血等症状才发现进了异物。如果感染了，耳鼻分泌物会呈脓状且恶臭。

眼部异物可位于结膜或角膜。最常见的症状包括孩子说有异物感、疼痛、流泪不止、畏光、反复过多眨眼。

该怎么做？

■ 父母看到孩子的鼻腔或耳朵里有异物可能会非常担心，**但请不要慌张**。如果孩子状况良好且没有呼吸问题，那其实算不上真正的紧急情况。鼻异物造成气道阻塞是极少见的。

■ 如果鼻腔内有异物，可试着让孩子按住另一侧鼻孔擤鼻子，看能不能将异物排出。这个办法显然孩子越大、越配合就越管用。

■ 如果外耳道中有异物，可试着用注射器和生理盐水清洗耳道。但最好请专业人员来操作。

■ 眼部如有异物，或怀疑有异物，一定要去检查。如果是大孩子，给他戴上墨镜，以暂时减轻对光线的不适。建议在检查之前一直让他闭着眼睛。

何时应去看医生？

▶ 如出现呼吸困难，要尽快带孩子去看医生，尽管这种情况较少见。

▶ **呼吸道异物导致咳嗽、呼吸杂音、呕吐的话，请立即去看医生**。建议拨打急救电话，将孩子送至最近的急诊。

▶ **如果异物是电池，一定要马上去检查**，这种情况下行动要及时，因为泄漏的电池液可能有毒，并可造成灼伤。

▶ 如果已取出异物，还是建议去检查一下，保证完全取出。如有感染症状，一定要去看医生。

纠错

不建议使用家中工具（如镊子或棉签）清除异物，因为这可能会让异物进得更深，还可能会伤到耳道，刺穿鼓膜，导致鼻中隔穿孔。用工具移除异物应交给专业人员。

也不要过度洗鼻、洗耳，避免将异物弄得更深，也避免刺激黏膜。

家庭事故
中毒

怎么回事？

中毒是指有害或大量摄入会造成损害的物质进入机体。这在学龄前儿童中较常见，**可通过吃下、吸入、注入、直接接触发生。**家庭环境中，中毒通常由化学物质、药物、酒精、尼古丁引起，幼儿可能意外从烟灰缸或地板上捡起了一个烟头。在家以外，中毒通常是因为吃果子、植物、蘑菇。**教育对避免此类意外真的很重要。**孩子拿起玩具和物品送到嘴边是很自然的事，但这样的举动应该避免，因为有风险。

该怎么做？

■ 如果孩子吃下了药物、化学制品、有毒物质、植物，要保持镇定，**搜集相关信息，这对急救、医护人员非常重要。**如果吃下的是植物、果子、蘑菇等，建议找一点儿样品带去急诊。弄清吃下的是什么东西有助于确定危险性及所需治疗。

■ 吃下了药品也一样。带上药品包装很重要，还要尽量回忆起孩子吃之前里面还剩多少药。

■ 儿童误食的化学物质一定要带去急诊，即使不是装在原包装中。这对医生可能很重要，要根据物质判断酸碱度，以便治疗。

■ 如果是能透过皮肤的有毒物质，不管是液体还是粉末，建议佩戴手套、口罩等防护装备，并脱掉孩子的衣物。

何时应去看医生？

▶ 孩子吃下了药物、化学制品、植物的话，一定要带他去急诊检查。尽管许多时候检查结果并无意外，或吃下的东西并没有毒，但搞清吸入呼吸道的风险和孩子的健康状况还是好的。

▶ **如果孩子呕吐、丧失意识，请立即拨打急救电话。如果吃下的化学物质已造成伤害或口部、面部症状，也请拨打急救电话。**

纠错

泻药、水、牛奶不能解毒，也无法抵消有毒物质的作用。**看医生之前不要服用任何东西。**

常有人说此时应催吐。如果孩子吃下的是腐蚀性、发泡性物质，不要催吐。如果孩子失去了意识也不要催吐，以防吸入呼吸道。

带安全盖的瓶子一般是安全的，但若无大人照看，孩子一直试还是能打开安全盖，可能会把里面的东西吃下去。

头部创伤

怎么回事？

　　头部创伤是**儿童尤其幼儿最常见的外伤**，大多是跌倒造成的。较大的孩子和运动员在体育活动中则有遭受脑震荡的风险。

　　幸运的是，大多数孩子的头部外伤只是头皮擦伤或挫伤。尽管可能很可怕，会出血，而且出得很多，因为头部血管丰富，但其实一般不危险。颅内损伤可能更要紧，因为可导致脑出血、脑损伤。

　　头皮血管可能会在皮下出血，导致头部出现液体样肿胀 (头血肿)，可能需要几天或几周才能消退。

该怎么做？

要避免头部受伤，请**保证家中安全**，在孩子做冲撞性运动、滑雪、骑车或进行可导致创伤的活动时，给他**穿戴好合适的护具**。头部受伤后，一定要检查过后才可继续运动。

■ 开车载他们时一定要让他们系好安全带，或装好儿童座椅。

■ 如果创伤发生于午睡或就寝前，之后孩子很快就睡着了，要注意**在孩子睡觉时观察**，如果呼吸、行为正常，没有令人担忧的迹象，可让孩子继续睡，没有问题。**相信直觉，如果发现异常，请叫醒孩子**。孩子起初可能会有点糊涂，但随后就应照常行动。如果叫不醒孩子，或有任何与头部受伤有关的症状，请尽快去看医生。

■ 如果孩子不小了且没有令人担心的症状，可冰敷受伤处，但要注意冰块不可直接接触皮肤，否则会造成伤害。

■ 受伤后几天内要观察他的行为，如有任何症状，请立即就医。

何时应去看医生？

孩子很小（尤其才几个月），曾失去意识（哪怕很短暂），都要立刻拨打急救电话。不管什么年龄段的孩子，如有以下情况也请立即拨打急救电话：

▶ 行为与平时不同。

▶ 哭泣不止。

▶ 说头痛、颈痛。

▶ 反复呕吐。

▶ 难以醒来。

▶ 很难抚慰。

▶ 无法正常行走、说话。

▶ 平衡障碍。

▶ 反应、行动、回答问题都很缓慢，不记得事情。

纠错

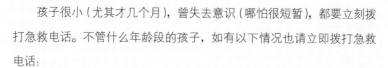

孩子遭受头部外伤后让他醒着是不对的，也不是绝对必要。不让他睡觉倒可能让他迷糊，或比平时更躁动。孩子遭受头部外伤且有症状的话，不可立即恢复所有运动和学习，一定要先去看医生。

牙齿创伤

怎么回事？

牙齿受伤在儿童中经常发生。涉及最多的是上中门牙、上侧门牙、下门牙。可以发生在幼儿身上，损伤的就是乳牙；也可发生在学龄儿童身上，损伤的就是恒牙。

受伤的可以是牙齿，也可以是牙龈。**如果受伤的是乳牙，那首先要保证的就是恒牙不受伤害。**如果乳牙脱落，无须补牙。同样，如果乳牙部分缺损，只要处理锋利边缘就好，以防伤到嘴。如果外伤使乳牙进入牙龈，可能会损坏下面的恒牙，以后恒牙长出时可表现为牙釉质缺损或外形缺损。

如果受伤的是恒牙，可补牙以恢复牙列。

该怎么做？

■ 这种事既让父母担心，也让孩子不安，因此要安抚孩子。

■ 如果大量出血（较常见，因为口腔黏膜血管很多），请填塞伤口止血。

■ 看看是哪些牙齿受伤了，伤势如何。如果创伤并不严重，可能只是牙冠开裂。

■ 如果恒牙完全脱落或缺了一块，请找到它并存放在生理盐水或牛奶中，而不是放在自来水中，牙医也许可以重新植入或粘上碎片。

■ 未看牙医或未去急诊之前，不要给孩子吃东西、喝东西。

何时应去看医生？

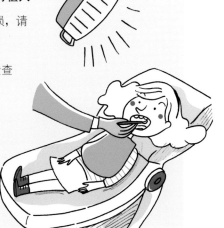

▶ **恒牙脱落是真正的紧急事件，因为再植入必须在几小时内进行。** 如果恒牙受损，请立即联系牙医或去急诊室。

▶ 如果孩子很小，要去看医生，以便检查有没有脑外伤的迹象，以及口腔、舌头有没有伤口。

▶ 如果怀疑吸入了碎齿导致呼吸困难，或出血不止，塞住伤口也不行，请拨打急救电话。

纠错

　　乳牙创伤虽然没恒牙创伤那么严重，但也**不是完全不要紧**，还是要去找牙医检查，保证牙齿最终会正常生长并且创伤没有造成初次检查难以发现的损害。

创伤

四肢创伤

怎么回事？

四肢是儿童外伤中常见的受伤部位，大多是因为跌倒。

尽管这种伤很常见，但往往并不会马上有什么影响。不过还是要看进展，受伤后有没有持续的症状。孩子跌倒后，常常只是疼，行动稍有不便而已。也可能他可以继续活动、玩耍，但疼痛几天后会越来越厉害，行动也越来越不方便，需要去看医生。四肢受伤有时可导致骨折，这时一定要去医院。

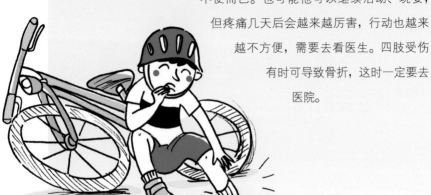

 该怎么做？

■ 除去受伤部位的衣服和饰品，尤其是手链、戒指之类的。

■ 冰敷伤处。注意应用毛巾或孩子的衣物裹住冰块。

■ 保持受伤部位在受伤后的姿势。如果肢体变形，不要试着恢复。如果有，可使用夹板或任何固定装置，或等急救人员来夹上。将肢体固定在支架中，可减轻疼痛并保护肢体。作为临时的办法，可用折叠起来的报纸或与受伤部位大小一致的夹板。

■ 可以使用止痛药。

何时应去看医生？

▶ **一定要立刻拨打急救电话，头部和脊柱受伤，关节形状异常，骨头刺出皮肤时不要移动孩子**；此时不要摸也不要动骨头，就算看起来很脏也不要去洗。

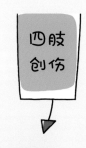

四肢创伤

▶ 以下情况需要去看医生：孩子在事故中听到"咔哒"一声；伤处出现水肿、瘀伤、疼痛；身体某个部位不能动或动起来很疼，触摸时也会疼；不能站立。

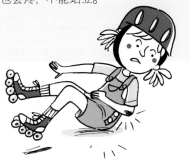

纠错

有人说服止痛药不好，这不正确，正如说疼痛能锻炼人、加强忍耐力一样不正确。应该**尽早服用合适的止痛药**，以免以后要用更强效的药，也防止因疼痛出现一连串机制，可能影响愈合。

安全的家

认为家对孩子来说是最安全的地方就是低估了其中的危险，因为成人很难以孩子的眼光来看这个家。**其实大约三分之一的事故正是发生在家里，幼儿是最常受伤的。**

孩子通过模仿来学习，因此**教他们居家安全及任何室内安全的最好方法就是大人以身作则，避免危险的行为和情况。**这样孩子就能学会使用各种东西，在家中安全地生活而不弄伤自己，懂得哪里有危险，并会避开。保证家人安全意味着给每个人一个位置，让他们安全地生活。

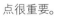

预防家庭事故

预防是减少家庭事故的必经之路。

▶ 为避免溺水，**不可将任何年龄的孩子独自留在浴缸或泳池中，即使是充气泳池也不行。**

即使水很少也可能导致溺水。使用完浴缸或脸盆后里面不要留水，这一点很重要。

▶ 为避免烫伤，**生活热水的温度不可超过45℃。**此外，绝不能让孩子在烤架下玩耍，或在使用中的烤箱旁玩耍。

▶ 不要把椅子、凳子放在烤架、厨房台面附近，尤其上面有尖锐危险物时。

▶ 同样要注意放在窗户旁及阳台上的椅子、凳子，因为孩子可能会想借助它们爬出去，这很危险。

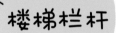

楼梯栏杆

▶ 幼儿经常待的房间中，**所有插座都要盖住。**

▶ 突出的表面、矮桌（孩子的高度）可能需要加装保护设施，用柔软材料来缓冲跌跤。

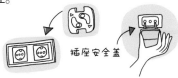

插座安全盖

▶ 药品、清洁剂、化学物品应放在高处，孩子够不到的地方。**使用完洗涤剂后不要随意放置**，尤其孩子能拿到时。

一定不能将洗涤剂和任何其他化学物质装在饮料瓶中，就算贴标签标注内容也不行。

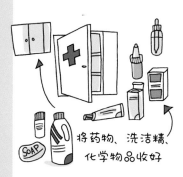

将药物、洗洁精、化学物品收好

▶ 如果您要服药，记得不要将药品留在孩子拿得到的地方。一不小心孩子就会往嘴里送，有吞食的风险。**许多成人可以安心服用的药物对孩子来说可能是剧毒。** 另外，不要故意把药说成"糖果"，这可能会使孩子更熟悉、更想吃，会自己找着吃，一发现无人看管就拿着吃了。

▶ 所有园艺用品（除草剂、肥料、杀虫剂）一定不能在孩子在场时使用，用完也要存放在孩子拿不到的地方。家庭常用的杀虫剂也一样。

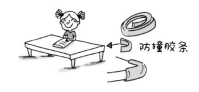

防撞胶条

▶ **孩子的房间应是家中最安全的，大小要适合。** 他能够到的玩具和物品都不能有吸入、窒息、燃烧的风险。

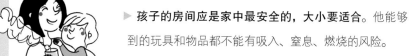

不可以

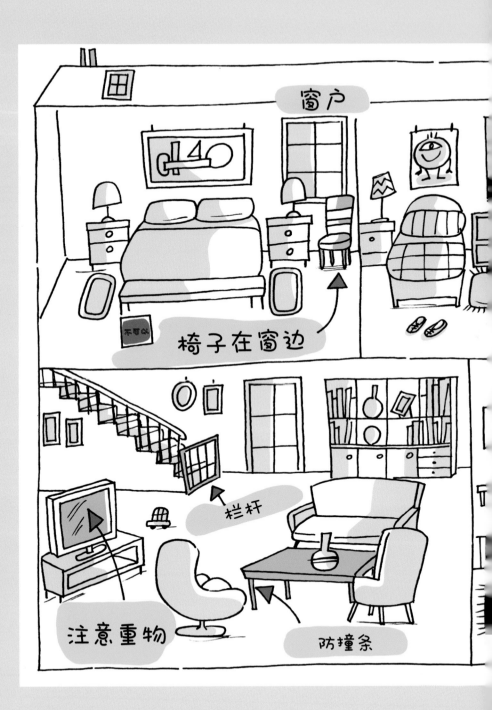

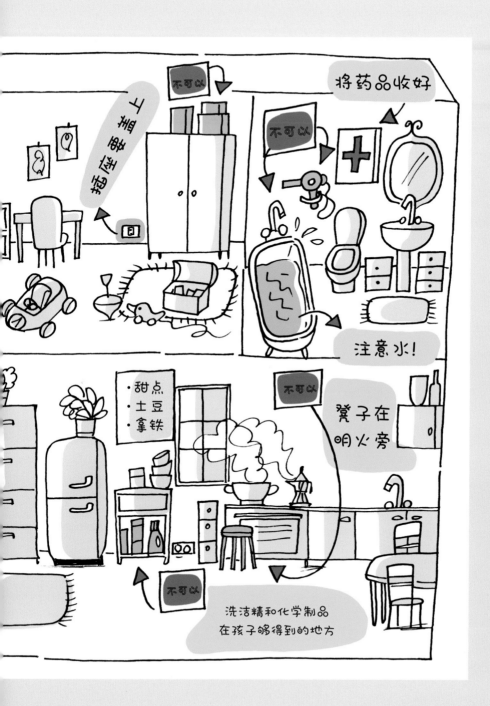

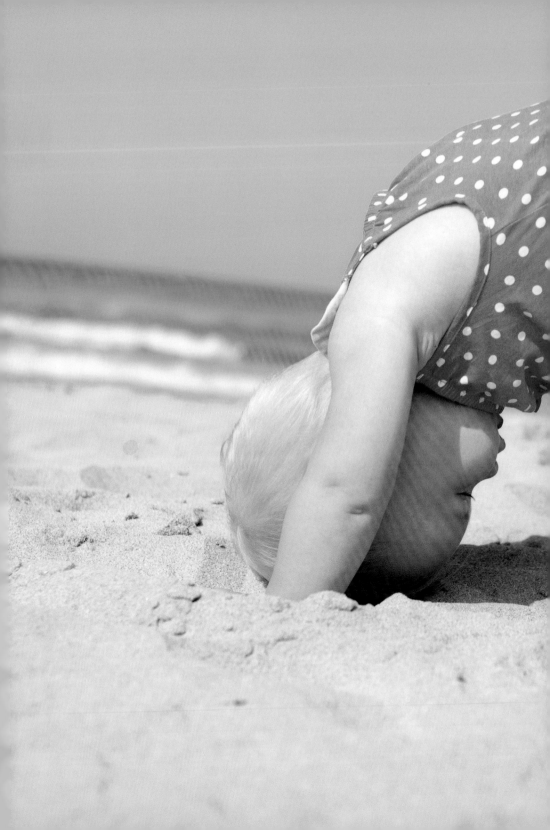

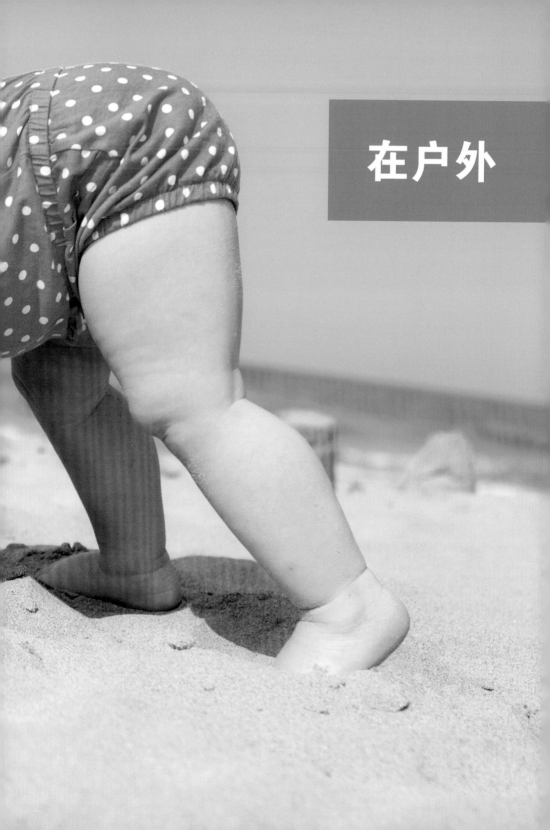

在户外

中暑

怎么回事?

中暑是长时间暴露于高温、高湿、不透风环境之后体温升高。孩子的中暑风险更高,因其调节体温的能力有限,与成人相比体内水分也较少。

中暑的症状根据严重程度而不同,包括:皮肤温度升高(可高达40℃以上)、皮肤和黏膜干燥(不出汗)、心跳过速、意识混乱、恶心、呕吐、抽筋、惊厥、失去意识。

在阳光下晒太久也可中暑,还会晒得皮肤发红,甚至晒伤。

恶心、呕吐

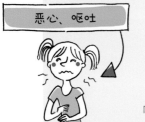

肌肉抽筋

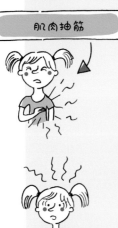

意识模糊

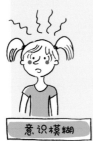

心动过速

失去意识

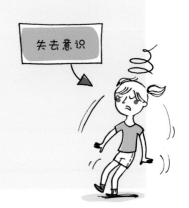

该怎么做？

■ 用以下方法可预防中暑：

▶ 不要让孩子，尤其幼儿，待在又热又湿的环境中。

▶ 不要长时间暴晒，一天中最热时不要让孩子待在外面，尤其夏天。

▶ 一定要涂防晒霜、戴帽子。

▶ **就算是夏天在海边时，幼儿也要穿些轻便的衣物**，防止晒伤。

■ 中暑请立即拨打急救电话。等待急救人员到来时，应帮孩子降温：

▶ 将孩子带到阴凉处。

▶ 泡凉水，如果做不到可冲洗或擦身。

▶ 如果湿度低，用湿毛巾裹住。

▶ 如出现低血压迹象，让孩子躺下并把两腿架高。

▶ 如果有意识且没有呕吐，让他小口喝凉水。

何时应去看医生？

▶ 如果孩子有中暑症状，尤其是皮肤温度升高、意识改变、抽搐，必须立即拨打急救电话。

▶ 如果症状轻微，采取降温措施之后症状仍不消失的话，还是要拨打急救电话。

纠错

　　在阳伞下也会中暑。**阳光能穿过阳伞。**因此，仅仅躲在伞下来避免晒伤是不够的。另外，**新生儿切勿暴露在阳光下。**防晒霜不能完全阻隔阳光。没有一种防晒霜可以绝对防止紫外线。

蜱虫叮咬

怎么回事？

蜱虫是一种节肢动物，属于蛛形纲。

两种蜱虫比较常见：

a）**硬蜱虫**，之所以这么叫，是因为有甲壳化的背盾，在成年雄性身上延伸到整个背部，而在雌性、幼虫、若虫身上则仅限于背的前部。它有6个属：Ixodes，Boophilus，Hyalomna，Rhipicephalus，Dermacentor，Haemaphysalis；

b）**软蜱虫**：没有背盾，有2个属（Argas，Ornithodoros）。

带有致人生病病原体的蜱虫通常是硬蜱虫。

最可能被蜱虫叮咬的时间是5～10月。

该怎么做？

■ 在树林里散步之后，或在草地上玩耍之后，尤其是野地里，**要从头到脚仔细检查孩子全身，看是否有蜱虫。**

■ 如有蜱虫，让孩子躺下，露出被咬部位：

▶ 用左手（左撇子用右手）拉伸周围皮肤，另一只手用**专用镊子**（O'Tom）或普通镊子（参见对页插图）捏住蜱虫底部，尽可能靠近皮肤（图①）。

▶ 一旦**捏住蜱虫底部，逆时针旋转镊子，同时向上拉动**，完整地抽出蜱虫而不弄断（图②—③）。

▶ 用无色杀菌剂给皮肤消毒。**接下来的3～4周内，检查伤口**，看有没有红肿。

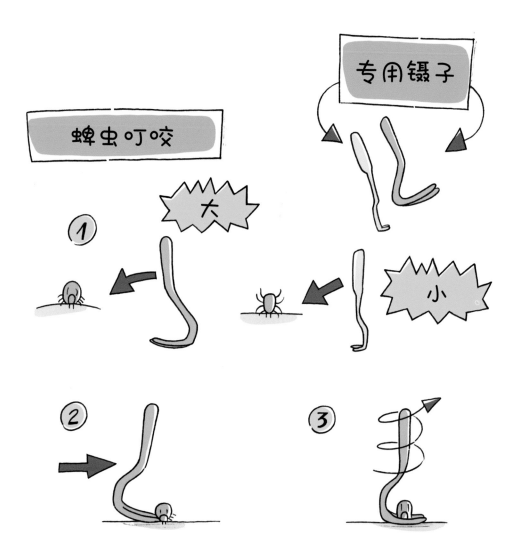

何时应去看医生？

    如果蜱虫叮咬后40天内出现发热、关节痛、不适、呕吐、头痛或其他类似流感的症状，请去看医生。

昆虫叮咬

 怎么回事？

昆虫叮咬很常见，尤其在夏天。被昆虫叮咬后大多会有轻微的局部皮肤反应，皮肤发红、肿胀，几小时或几天内会消退。

弄清被哪种昆虫咬了可能很困难，不过大多数昆虫叮咬的治疗方法都差不多。**如有过敏史，反应可能更厉害，直至出现过敏性休克**，此情况在被膜翅目（蜜蜂、马蜂等）咬伤时更易发生，但始终都很少见。

被会飞昆虫叮咬时，伤口可在身体各个部位，而被床虱等叮咬时，伤口通常都聚在一起。

 该怎么做？

第一规则是预防：

▶ 可**用驱蚊喷雾或驱蚊贴，可用在孩子的衣物上**。驱蚊产品有各种类型，有天然的也有化学的，最好用儿童专用的，有特别的浓度和配方。

▶ 下午或晚上昆虫更活跃，如果此时孩子在户外，应穿着**长袖长裤的浅色衣服**。

▶ **使用蚊帐**，也有用于新生儿小床的蚊帐。有些孩子被昆虫咬了也不知道，有些则有明显的局部反应，出现瘙痒、皮疹、肿胀。

▶ 如有局部反应，**冰敷即可**，但冰块切勿直接接触皮肤。冰可止痒，缓解肿胀。

▶ 注意不要让孩子抓挠被咬处，给他穿长袖长裤，剪短指甲。

▶ 如果痒得厉害，可**口服抗组胺药**，防止孩子挠伤自己，导致细菌感染或持久不好。此时要去看医生。

■ 如果孩子被蜜蜂、马蜂等蜇了，必须**立即清除遗留下的刺**，再冰敷。尽管很困难，但此时弄清昆虫种类会很有用。

何时应去看医生？

▶ 如果孩子对虫咬过敏，又被蜜蜂、黄蜂蜇了，请立即拨打急救电话。**有以下过敏迹象也请立即就医：**呼吸困难、唇舌肿胀、说话或吞咽困难、恶心、呕吐、荨麻疹、全身瘙痒、虚弱、失去意识。如果有肾上腺素注射器，请立即使用。

▶ 如果局部反应在24～48小时后加重，有感染迹象，局部疼痛不见好转，也应该去看医生。

纠错

灯光会吸引蚊子之类的昆虫并不是真的。它们是被身体散发的热吸引，还有释放到空气中的**二氧化碳**。汗水、甜香、热、湿都是蚊子喜欢的，它们按二氧化碳的量行动。因此，**超重者、孕妇更容易被咬**，因为他们释放出更多的二氧化碳。

薰衣草、天竺葵、迷迭香等芳香植物具有部分驱虫功能，但并不能完全避免昆虫叮咬。最后，超声波不会干扰蚊子，也就无法驱蚊。

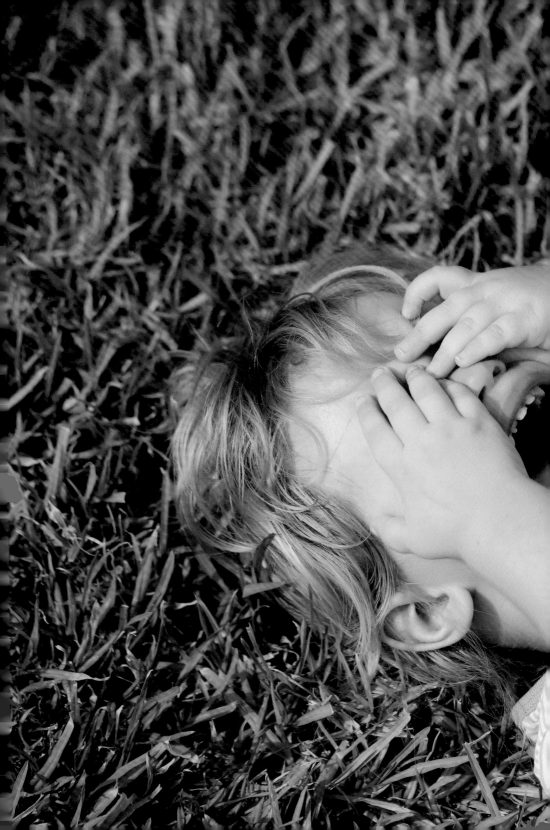

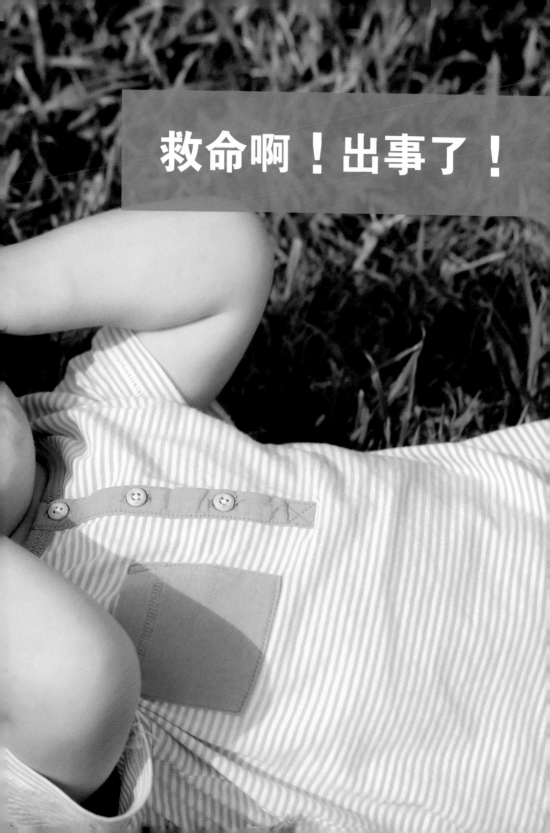

救命啊！出事了！

窒息

怎么回事？

　　玩具、小物件、食物残渣等异物部分或完全阻塞气道是4岁以下儿童常见的死亡原因之一（约30%）。通常照顾孩子的人会看到它发生，因此有必要让他们知道发生这种事时该怎么办。部分阻塞时，异物占据了气道内腔的一部分，还有空气能通过。**部分阻塞的表现是突然的呼吸困难，呼吸时"有杂音"**。孩子能咳嗽、哭泣，有时还能说话。**如果是完全阻塞，孩子则无法咳嗽或发出声音，会迅速出现紫绀（面部发紫），并可能失去意识。**

　　预防是防止窒息的最佳武器，请牢记以下规则：

▶ 儿童玩的玩具和物品不可以是可吸入的大小，杜绝珠子、小积木、电池、小纸片等物。

▶ 吃饭时孩子不要分心玩耍或看电视、看视频等。

▶ 不要给5岁以下的孩子吃干果、硬糖、橡皮糖、切成小圆片的果蔬。

该怎么做？

■ 如果是部分阻塞，让孩子平静下来，把异物咳出来，采用自己喜欢的姿势。**不要拍孩子的背，不要让孩子喝水，也不要倒着拎起孩子**，因为这可能会让异物移位，使阻塞加重。拨打急救电话，阻塞随时都可能从部分变为全部。

■ 如果是完全阻塞，但孩子还有意识，请拨打急救电话。在等待的同时：

▶ 对于1岁以下的孩子，请让其俯卧在你的前臂上，头向下，腿朝上，用手撑住孩子（图①）。将前臂放在大腿上，另一只手张开，**用力在孩子肩胛骨之间的地方拍5下，然后移向两侧。**

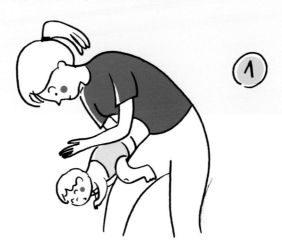

如果不管用，请抓住孩子脖子后面，将其仰面托住，放在另一只前臂上（图②），用另一只手的两指放在孩子乳头之间，**慢而深地按压胸口5次。始终固定好头部；**

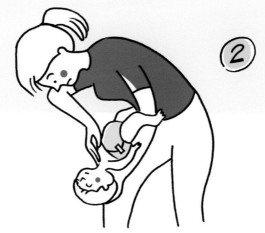

▶ 对于1岁以上的孩子，如果孩子的个头允许，可以像1岁以下那样进行拍打，也可让孩子稍稍前倾，然后从后面拍打肩胛骨之间的地方5次。在孩子身后站着或跪着，手臂放在其手臂下环抱住（图①）。一手握拳，放在胃的部位，另一只手也握拳，向内向上推5次（图②）。**重复5次肩胛间击打、5次胸腹按压，直到阻塞解除。**

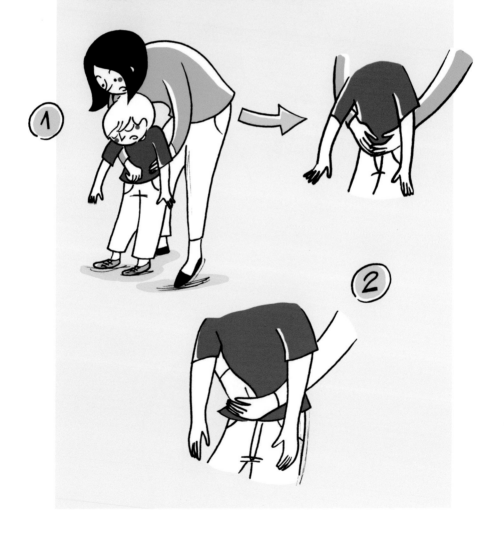

如果是完全阻塞且孩子失去知觉，请拨打急救电话。在等待的同时：

▶ 将孩子放在坚硬表面上，打开嘴巴检查有没有异物；如果发现，
试着用手勾出来，但是不要一再尝试，因为可能会把异物推
得更深。

▶ 打开孩子的嘴，进行**5次口对口呼吸**，对幼儿可用嘴—
鼻—嘴呼吸，吹气时看胸部是否扩张。

何时应去看医生？

▶ 如果孩子的气道部分阻塞，但咳了几次把异物咳出来了，或吞了下
去，呼吸不再困难，咳嗽也缓解了，去看急诊即可，不用打急救电话。

▶ 如果呼吸困难持续，或孩子的气道完全阻塞，请立即拨打急救电话。

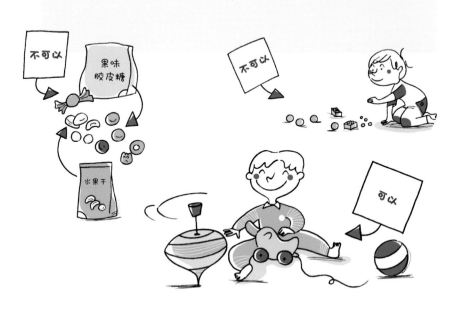

救命啊！出事了！
过敏

怎么回事？

过敏是一种**快速发作的全身性反应**，可影响整个机体。

它永远是紧急的医疗情况。可能在接触过敏原之后几秒到几小时发作。但**通常在接触过敏原后30分钟内发生**。有时候过敏原已知，比如食物、药物、昆虫叮咬等，但有时候可能无法找出过敏原。

反应可以很严重，有时甚至致命。

过敏的症状很多样，包括：荨麻疹（全身都有被虫子咬了一样的风团）、口腔皮肤和黏膜（舌，唇）肿胀、呼吸和说话困难、音色改变、腹痛、呕吐、腹泻、打喷嚏、咳嗽、焦虑、头晕、精神恍惚。

皮疹

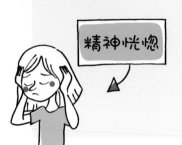

呕吐

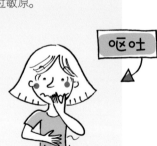

呼吸困难

精神恍惚

眩晕

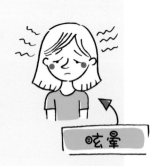

该怎么做？

■ 如果怀疑过敏，必须立即拨打急救电话，让孩子仰卧（呼吸困难时坐着），
抬高双腿。如果以前曾经发生过敏，医生告知过怎么办，请立即注射肾
上腺素。

何时应去看医生？

这是紧急医疗情况，怀疑过敏时请立即去看急诊。然后按过敏情况
进行治疗。

纠错

抗组胺药和可的松不足以应对过敏的急性处理。**治疗过敏的首要步
骤是肌内注射肾上腺素。**

同样错误的看法是，过敏总有皮肤症状。**10%的病例并没有任何皮
肤症状。**

另外，认为总能找出过敏原也是错误的。有自发性过敏的病例，尽
管不太常见。

最后，认为孩子患有哮喘就不太可能出现严重过敏也是绝对错误的。
哮喘是过敏的重要风险因素。

打电话叫救护车

打电话叫救护车

如果觉得有必要叫救护车，最好想清楚怎么说，按接线员的问题表达清楚。

通话之前花几秒钟深呼吸，集中注意力:

▶ 说清姓名。

▶ 说清你的电话号码，方便接线员有事回拨。

▶ 确切地说出住址，包括地点、门牌号、房子内部位置。提供著名建筑物作为导航参考，说清门禁上的名字。

▶ 说清打急救电话的原因，比如是疾病还是外伤，如果是外伤，说清是否涉及其他人以及伤势如何。

▶ 镇定而清晰地回答接线员的问题，他要把状况了解得非常清楚。

▶ 听他给你的指示，按他说的去做，不要多话、提问。

▶ 接线员让你挂你再挂，否则请勿挂断电话。

▶ 接线员说派出救护车之后，如有可能请站在大门口，方便认出。从此刻开始让专业人员去做，相信他们对你说的话。

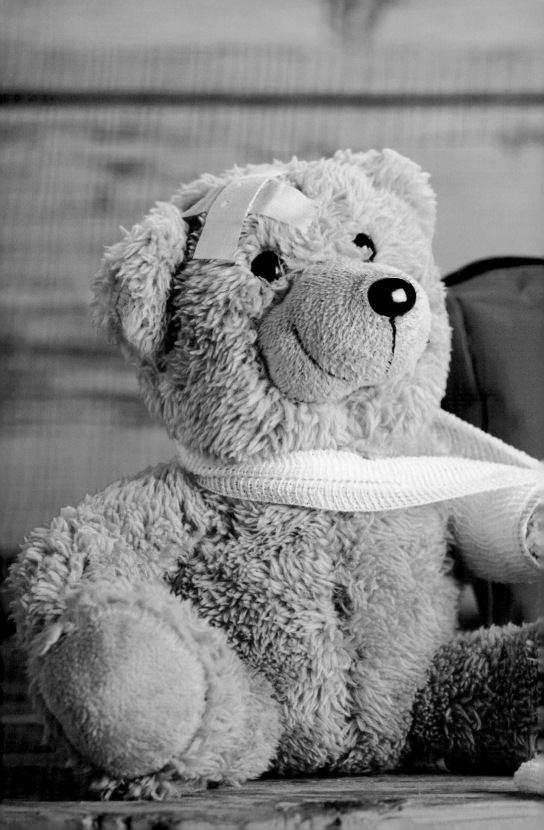

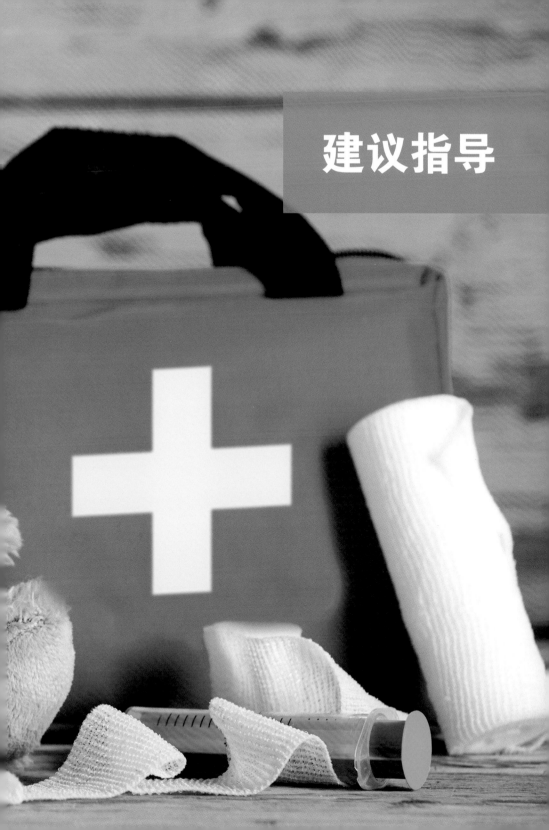

建议指导

如何准备急救箱

　　儿科急救箱是一个可随身携带的箱子，可放在车里、家中、学校，里面有药物和用于小型紧急情况的基本材料。**箱子应放在容易拿到但儿童够不到的地方。**里面要写下**紧急情况时要联系的电话号码。**建议定期**检查失效日期，**以便替换过期药物或用品。药物要存放在**低于25℃**的阴凉干燥处，如遇更高温度，有效期会大大缩短。

　　急救箱至少应包含:

▶ 大小不同的吸收性压缩绷带。

▶ 各种大小的创可贴。

▶ 无菌纱布和/或一卷纱布。

▶ 医用胶带。

▶ 一卷8厘米绷带，一卷10厘米绷带。

▶ 无菌棉球。

▶ 适合儿童的圆头剪刀。

▶ 镊子。

▶ 2副非乳胶手套。

▶ 电子体温计。

▶ 1个或多个速冷冰袋。

▶ 1个即时热敷料。

▶ 消毒洗手液。

▶ 几包消毒湿巾或几个消毒喷雾 (仅外用)。

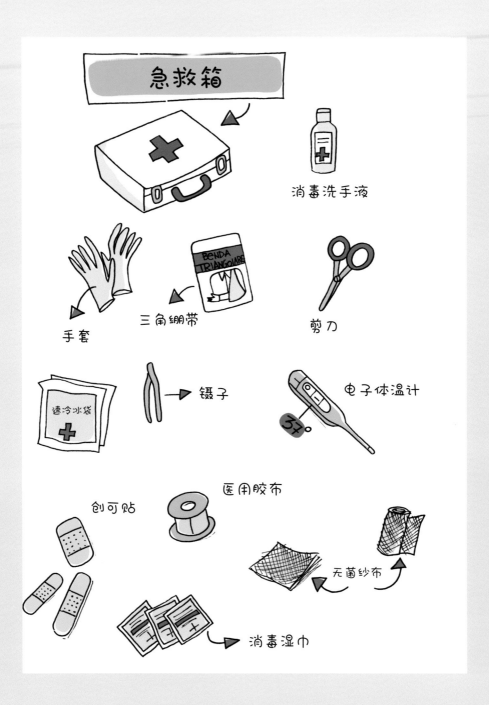

急救箱

消毒洗手液

手套

三角绷带

剪刀

镊子

电子体温计

创可贴

医用胶布

无菌纱布

消毒湿巾

去旅行要带哪些药品？

　　照顾孩子的人最清楚，暑假临近时父母反复思考的问题之一就是，去旅行要带哪些药品？

　　前面（第134—135页）我们已经看过家中应该常备哪些药品，用于轻微外伤。现在我们看看出去玩要带哪些药品，尤其是对于漫长又不舒适的旅行。

　　出远门时，最不可少的药物是：

▶ 止痛药和退热药，如扑热息痛、布洛芬（参见第138—139页）。

▶ 滴剂或片剂的抗组胺药（取决于孩子的年龄）。

▶ 水溶性片剂可的松，用于治疗过敏。

▶ 糖浆或胶囊/片剂（更好）广谱抗生素。

▶ 袋装补水溶液，可溶解在水中（尤其是前往炎热地区时）。

▶ 抗生素药膏。

▶ 可的松软膏。

▶ 止痛药膏，用于烧伤和虫咬。

▶ 清洁眼睛用的滴眼液。

▶ 足够假期服用的、开给孩子的处方药。

▶ 紧急隔热毯。

　　不要携带储存温度在环境温度以下的药物，除非必不可少，要带的话需要有一个**隔热袋**和足够的冰袋，以保证需要的温度。

　　出发前仔细检查所带药品的有效期和数量。

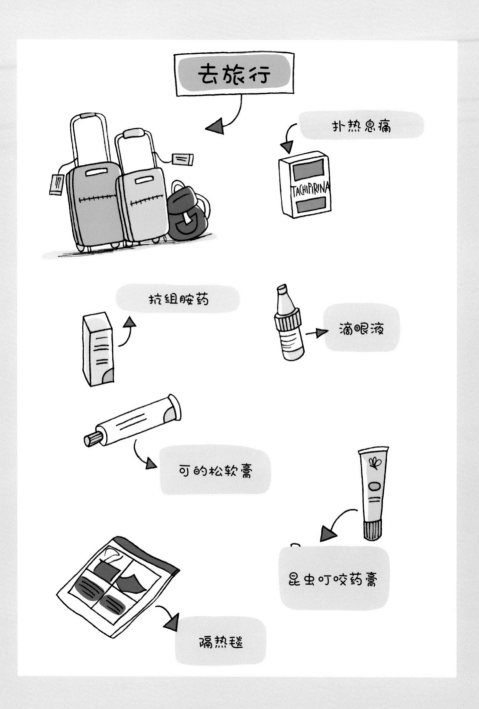

去旅行

扑热息痛

TACHIPIRINA

抗组胺药

滴眼液

可的松软膏

昆虫叮咬药膏

隔热毯

认识主要的止痛药: 扑热息痛和布洛芬

扑热息痛和布洛芬是解热镇痛药，可用于**退热、控制孩子的疼痛**。它们是非处方药，因此没有处方也可以在药店买到，但也要**在真正需要时才使用**，并注意剂量和给药间隔。

扑热息痛

扑热息痛是治疗发热最常用的药物，这不仅是因为它有效，也是因为在剂量正确时很安全。**它是一种很好的解热镇痛药，但几乎没有消炎作用。**

因为很安全，任何年龄都可服用，包括新生儿，但要给新生儿用的话请先问问医生，谨遵医嘱。

扑热息痛的剂量与孩子的体重成正比，根据给药形式的不同也会不同，可口服（滴剂、糖浆、片剂）也可直肠给药（栓剂）。片剂一般用于较大的孩子。

每个包装内都有剂量说明（不同的商业配方有所不同），如果药不是医生开的，建议始终参照剂量说明给药。

口服始终好于栓剂，因为后者的吸收情况不可预测，而且并不是总有合适孩子剂量的包装（栓剂不可拆分）。**两次给药之间一定要等够间隔时间，大约6小时**（每天最多4剂药）。无需按固定计划给药，如果发现孩子不需要可以不服用，等到下一次发热再用。这样可保证不会过量。

布洛芬

布洛芬属于非甾体类抗炎药，**是一种很好的解热、镇痛、消炎药**。但**只能在3月龄以后才能服用**。

建议剂量为每千克体重7～10毫克，每日剂量不超过每千克体重20～30毫克。

请务必阅读说明书，因为市售的布洛芬有很多不同的浓度，商品名也很多。

它也有多种剂型：糖浆、栓剂、咀嚼片，但和扑热息痛一样，口服优于直肠给药。

布洛芬的给药间隔较长，两次给药应间隔8小时左右，一日最多3剂，最好吃过东西再服用，吃点饼干即可。

保证孩子多喝水，避免肾脏副作用。

注意！

▶ 除非是医生开的，否则**请勿同时服用扑热息痛和布洛芬**。

▶ 服药3天后仍不退热，请去看医生。

▶ 如果孩子不到3月龄，在医生未看过时请勿给他用任何药物。

洗鼻

孩子在1岁之前都主要通过鼻子呼吸，因此**保持鼻腔通畅非常重要**。父母可能会因为婴儿不想喝奶、睡不好、没来由地哭而担心，他可能是感冒了，这时首先要做的事就是看看他的鼻子是不是塞住了。

洗鼻是一项非常简单的技术，很容易做到，就算第一次可能会不太熟练。

如何洗鼻

清洗前：

▶ 准备所需材料：2.5毫升或5
毫升的注射器、生理盐水、
面巾纸、面盆。

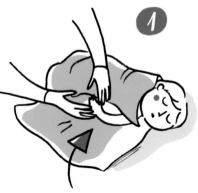

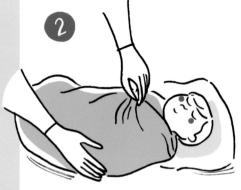

▶ 让自己和孩子都在舒服的
姿势，可将孩子裹起来，
防止他乱动（图①—②）。

洗鼻：

▶ 将无针头的注射器装上一定量的
温热生理盐水（可用手掌温热注
射器），在2毫升（哺乳期幼儿）
至5毫升。

▶ 将孩子侧放或将其脑袋转向一
侧（图③）。位置非常重要，可
保证生理盐水从一个鼻孔流到
另一个鼻孔，去除黏液。

▶ 如果孩子左侧卧或头转向左侧，就
将注射器插入右鼻孔，与脸成90度角，以
中等速度推动注射器，注入生理盐水。

▶ 稍稍抬起孩子的头，抚慰其和/或将
其抱在怀里，用手帕清理鼻孔。

▶ 在另一侧重复操作（图④）。

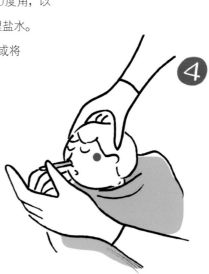

可根据需要多次洗鼻，尤
其孩子快吃饭或睡觉时。

使用雾化器

雾化器是一种**通过空气压缩机雾化生理盐水和其中药物的装置**，能使药物变成几微米大小的颗粒。这些分子通过面罩或口罩进入儿童的呼吸道，**深入肺部，逐渐从支气管到达肺泡**（呼吸链的末端）。

所有类型的溶液都可使用压缩雾化器，包括可的松溶液。

开始之前

开药的医生应说明：

▶ 药物（类型及几滴）。

▶ 溶剂（生理盐水）的量。

▶ 每日几剂。

药物加溶剂的总量不应少于3毫升。

如何准备雾化器

▶ 要给药前，将药物和溶剂一起放入瓶中。

▶ 盖上瓶盖。

▶ 将连着空气压缩机的软管插入位于瓶子下方的喷嘴。

▶ 确保所有组件都在。

给药方法

口罩尺寸要合适，能盖住口鼻，但不会超过下巴。

▶ 如果感冒了，用生理盐水彻底洗鼻之后再开始雾化给药。

▶ 过程中面罩须尽量贴紧面部（离开脸部2cm就会损失85%的药）。

▶ 孩子要清醒，站立或坐着，尽可能平静（可用电视、平板、音乐来分散他的注意力）。

▶ 过程中和结束后，敲几下瓶身，让附着在瓶壁上的水滴落到底部。

▶ 给药总时长不应超过10～12分钟；如果超出很多，请检查设备的运行情况。

清理

▶ 给药完成后，拆下雾化器的所有组件，用洗洁精清洗，用流水冲干净，放在干净的表面上晾干。

▶ **清理后、晾干前，将管子接到瓶子上，让一点儿空气通过。**

▶ 瓶子需按说明书更换，但不少于每年一次。

纠错

感冒时单纯雾化生理盐水来治疗效果甚微，只是一时缓解。将香膏、香液雾化给孩子，不仅没什么用，还对过敏和/或哮喘患者有害。

储雾罐是一种工具，各个药房都能买到，有多个厂家生产销售，大小不一。借助它可以用喷雾的形式将所需剂量的药物送入呼吸道内，很小的孩子也可以用。与雾化器相比，储雾罐的优点是**给药在几分钟内就能完成**（雾化器需要10～12分钟），因此可防止孩子和大人疲累。

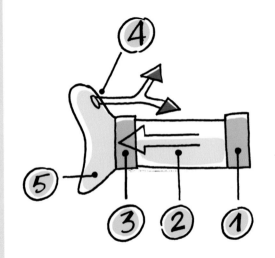

①瓶子插入处的橡胶圈
②气室
③吸气阀：孩子吸气时向气室打开
④呼气阀：孩子呼气时向外打开
⑤面罩或吸嘴

使用前

▶ 彻底洗净双手。

▶ 阅读说明书，确保包装中有需要的所有东西。

▶ 确保使用的药物确实是医生开的，有效成分和剂量都正确。

▶ 确保罐中没有任何残留物或纸屑，避免孩子吸入。

如何使用？

▶ 取下盖子，摇动并插入外壳。购买后第一次使用时，对着气室空喷一两次。

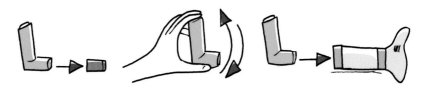

▶ 将储雾罐罩在孩子脸上，口鼻在面罩内，压紧，周围不要跑气。

▶ 现在喷药，**让储雾罐在脸上停留10秒**（如果手边没有表，从1数到10即可）。

▶ 孩子吸储雾罐至少10秒之后，从他脸上拿下储雾罐，让他正常呼吸。

▶ 如果治疗需要多次吸药，请稍等几秒，然后重复操作，让两次给药之间有几秒的间隔。

注意！

如果孩子鼻塞，**应先洗鼻，再使用储雾罐。**

使用后

▶ 拆下所有部件（图①）并放入盛有温水的容器中，加几滴洗洁精（图②）。
  浸泡15～20分钟；

▶ 轻轻冲洗所有部件，注意不要让水直接流到阀门上；

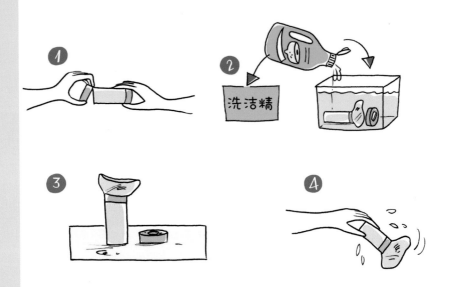

▶ 甩掉剩余的水并竖放晾干（图③）；**不要用布擦干！**

▶ 每周清洁一次储雾罐；

▶ 再次使用前，先消毒（每周一次），将药物空喷在储雾罐内，使其很好地
  附着在壁上，避免形成静电（图④）。

打了石膏夹板怎么办？

如果孩子的长骨（比如手臂）受了伤，医院很可能给他打了石膏夹板。这是限制肢体活动的一种工具，骨科医师用它来治疗骨裂或骨折。

固定受伤部位对保护受伤组织、减轻疼痛来说非常重要。

为避免石膏夹板出现问题，要牢记以下规则：

▶ 切勿因任何原因浸水。

▶ 为促进血液循环，打石膏的头几天要把受伤的肢体抬高到高于心脏的位置，以利于静脉血回流。

　▶ 不要让孩子把异物扎进石膏。

　　▶ 发痒时不要让孩子拿任何东西在皮肤和石膏之间抓挠，应设法分散孩子的注意力。如果实在无法分散他的注意力，请联系医生开抗组胺药。

注意！

石膏夹板应经常检查，头几天应4～6小时检查一次。如有以下任何情况，请告知医生。

▶ 手指动不了，或非常冷、非常红、泛蓝。

▶ 手指肿胀，夹板边缘有伤口，刺痛或丧失感觉。

▶ 有难闻的气味。

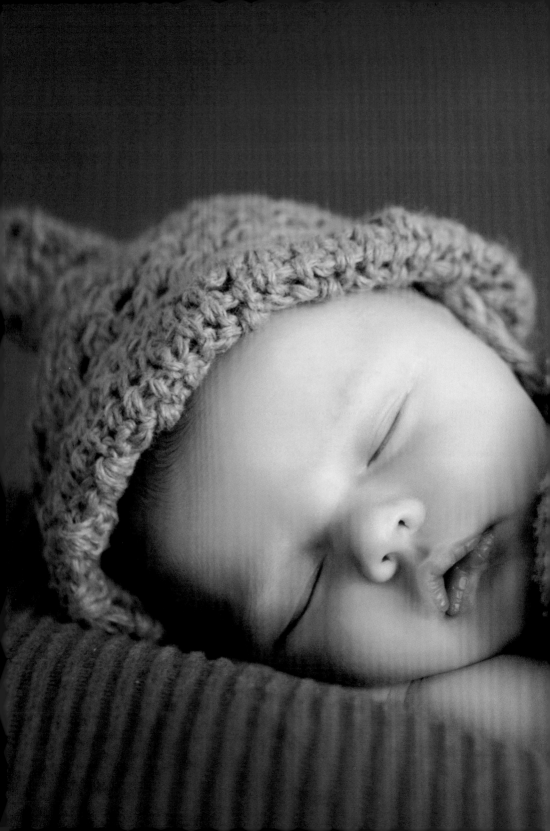

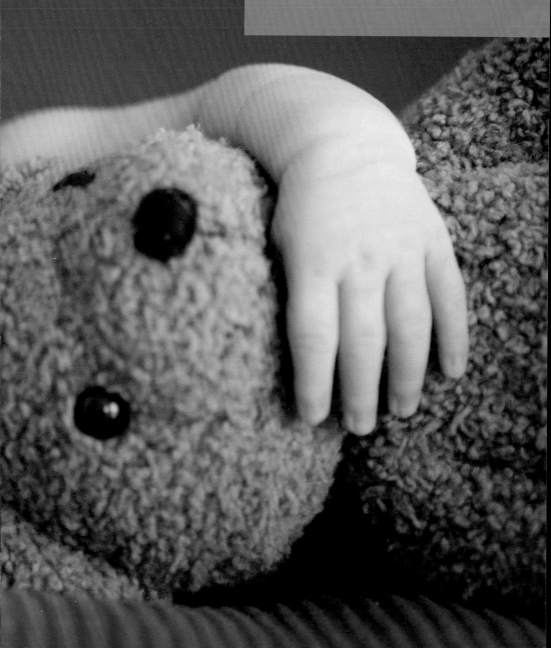

当一切都好

健康的新生儿

　　新生是一个很特殊的时刻，婴儿要适应子宫外的生活，哭泣和呼吸是体现这种变化的首要生理行为。怀孕期间，氧气通过脐带由母亲的血液输送给胎儿，肺泡（负责氧气和二氧化碳的交换）是关闭的，充满羊水。出生后，婴儿开始呼吸，借助哭泣扩张肺泡，同时静脉和淋巴系统吸收羊水，从而开始气体交换和真正的呼吸。

　　出生后第一分钟，产科医生或助产士会给婴儿打个分，评估其健康状况。这个分数称为**阿普加评分**，包括5个参数，每个参数2分。

▶ 心率。

▶ 呼吸频率。

▶ 反射。

▶ 肌张力。

▶ 肤色。

　　如果第一分钟的阿普加评分超过7分，那就表明新生儿健康。出生后第五和第十分钟要再次评分。阿普加评分是一种简单客观的工具，可帮助医护人员快速评估新生儿的整体健康状况。

　　想想看，新生儿在出生后的第一分钟其实完成了许多动作，不只是哭泣。新生儿要调节自己的体温，适应环境温度，这温度低于曾经住过的子宫。新生儿还要自己呼吸，适应重力，新生儿在妈妈肚子里都几乎感觉不到重力。

　　为了应对所有这些变化，婴儿出生后立即产生肾上腺素，因此在出生后的头几个小时内非常活跃（睁眼，动来动去）。这就是为什么母亲和孩子立即皮肤接触非常重要：接近妈妈的温热让婴儿安心、想喝奶。最初几个小时的活跃之后，肾上腺素的高峰过去了，因此孩子变得安静，很容易打瞌睡，但别搞错，这种自然而然要睡觉的趋势在接下来几周内可能就没有了。

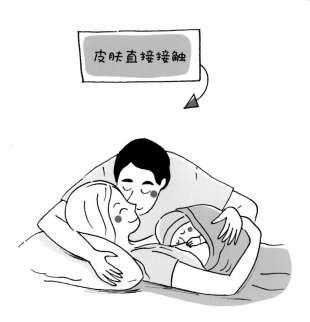

啼哭

从出生到头几个月，哭都是婴儿的主要沟通工具。新生儿的哭几乎从不代表真正的身体疼痛，大多表示困难或不适（比如饥饿、要换尿布、热了或冷了），或只是为了吸引父母的注意。要安抚新生儿，可将其抱在怀中，与其皮肤接触，试着将新生儿贴近乳房，或者给其奶嘴。始终用平静的声音和其说话，记住到户外散步能让他放松，有助其入睡。如果哭泣不止且伴有发热、呼吸困难、食欲下降、排便困难，最好去看医生。

呼吸与心跳

第一次呼吸发生在出生时，通常在分娩后的10～20秒，而60秒内有节奏的呼吸就开始了。新生儿的呼吸频率比成人高，这无须担心，是由于其肺活量低。成长过程中呼吸频率会逐渐降低，到15岁左右达到成人水平。

出生时和头一个月的呼吸频率约为每分钟40～50次。儿童有所谓的周期性呼吸，一会儿增加频率，一会儿降低频率，直至会出现短暂的呼吸暂停，尤其是早产儿。

新生儿呼吸几乎只使用横膈膜，因此孩子直至3岁左右都会倾向于"腹式"呼吸。另外，由于新生儿仅通过鼻子呼吸，因此通常会很吵，尤其是在有少量分泌物的情况下。3～6岁，孩子开始使用胸肌来呼吸；6岁之后就主要用胸式呼吸。

长牙

乳牙萌出的过程开始于6月龄左右，在30月龄内结束。乳牙上下各10颗：4颗门牙、2颗尖牙、4颗磨牙。而恒牙上下各16颗：4颗门牙、2颗尖牙、4颗前磨牙、6颗磨牙（包括2颗智齿）。

牙齿萌发通常是对称的，下门牙最早萌出，通常在6月龄到10月龄。随后是上门牙。然后是下边和上边的两侧门牙，分别在7到10月龄和8到11月龄。最早的臼齿出现在16～18月龄，还是先下牙再上牙，20月龄时出现上下尖齿。最后出现的是第二颗磨牙，通常在快满三岁时长出。当然，这些时间会有很大出入，受各种因素（主要是遗传因素）影响。

第二次长牙，即恒牙出现，在相应乳牙脱落之后。通常最先掉的是下门牙，大约在6岁。一般来说，孩子从上小学开始换牙。

6～12岁，是所谓的"**混合牙**"，即乳牙与恒牙都有。换牙过程中首先出现磨牙，然后在7岁左右出现中央门牙，然后是两侧门牙。9岁左右前磨牙萌出，11岁左右尖牙和第二前磨牙出现，最后大约在12岁出现第二磨牙。

以后（17～30岁）牙列会逐渐长全，最终以长出智齿结束。

乳牙萌发对父母来说是充满情感的事，但在孩子身上常与躁狂、不安、紧张相连。牙龈可能会红肿，孩子会流很多口水，很疼又很不舒服，所以老是哭。在长牙期间，婴儿会想咬东西，这很正常，是一种本能，可以让他放松，并有助于牙齿刺破牙龈。为了帮他度过这个难挨的阶段，可以给他磨牙环、硬面包皮、干净的胡萝卜，如在冰箱中冻几分钟更好。

促进水的摄入总是非常重要，孩子因为唾液分泌增加会损失大量液体，而且水也能镇静红肿疼痛的牙龈。如果疼痛剧烈，可在问过医生后使用止痛的牙龈凝胶（无糖）或扑热息痛（参见第138页）。另外，要绝对避免蜂蜜、糖和所有含糖的食物，因为它们有利于龋齿的发作。

长出第一颗牙后，孩子就要习惯仔细、频繁地刷牙，可用蘸了少量含氟牙膏的纱布来清洁牙齿。孩子稍大点，要让其习惯用牙刷。要选用软毛的牙刷，让孩子握紧，教孩子在嘴里怎么动。为了让他记住这个学着照顾自己的重要时刻，你可以抱着孩子坐在镜子前，让孩子看到你们在一起做什么。孩子学会每次饭后都刷牙、每天仔细刷牙2～3遍非常重要。

生命的头两年

精神运动发育

在生命的头两年，健康的孩子会掌握了一系列的运动、认知、社会情感技能，并发展通过语言表达自己的能力。所谓"精神运动发育"的各阶段并不是固定死的，各个孩子不一样，但它也是评估孩子成长的参考。您可能已经注意到，孩子开始说话的时间不一样，开始走路的时间也不一样，而且精神运动发育是渐进的，孩子先获得基本技能，然后逐渐掌握更复杂的技能。

掌握某技能的"正常"年龄仅是"平均"年龄，是考察孩子成长的参照，以便及早发现可疑的异常。但正因为是"平均"年龄，所以如果某阶段提早或拖后了一点也不必担心。

儿童的精神运动发育取决于遗传因素和环境因素（社会、家庭生活的质量、受到的刺激、疾病）。例如，无论孩子是否受到刺激，运动能力的发展并没有显著变化，而语言的发展则高度依赖于环境刺激。**经常以流畅自然的方式与孩子说话将有助于他更好地理解语言，并会刺激他表达自己**；而缺乏这种刺激或在被忽视的情况下长大的儿童在语言发展上会遇到更大的困难。

语言

语言发展的第一阶段是孩子激活理解的能力，之后是会发单独的声音，然后是字词。

通常，**当孩子能说几个词时，他们已经能够理解更多。**

发声的第一阶段之后是发出以辅音开头的音节，然后开始说简单的词，如"妈妈"和"爸爸"，然后就能说基本的句子，再然后是复杂的句子。

通常孩子会在12个月大时说出第一个词，到18个月他就能说很多话，到2岁时能说出由2～3个词组成的简单句子。到3岁左右孩子可以进行简短的对话，到4岁时可以讲简单的故事，并和其他孩子或大人进行更复杂的对话。

如果您的孩子不完全符合这个时间顺序，不要担心，**语言发展各有不同**，受各种因素制约。例如，一个家庭若很懂孩子的需求，那孩子可能就不必正确表达出自己的要求。因此，让孩子练习表达自己很重要。比如，孩子指着玩具表示想玩，不要立即给他，稍等片刻。这样他就要找别的方式来表达自己，慢慢就会学会说玩具的名字。如果发音不对，向孩子重复正确的发音，这会有很大的帮助。

双母语的情况下，孩子说话通常比较迟。除此之外，如有语言发展严重延迟的情况，一定要去看医生，确定没有听觉障碍，因为孩子说话的能力与听音的能力是紧密相连的。大多数情况下，孩子如出现孤立的语言表达能力延迟（即与其他发展的延迟无关），智力也是正常的。

情绪和行为

在生命的头两年，孩子的情绪和行为发展非常重要。

有些孩子比其他孩子更愿意社交、不害羞，有些更阳光活泼，有些则更内向，有些更好动，有些更文静。毫无疑问，性格会影响适应新情景的能力和对生活（吃饭、睡觉、醒来等）的学习，**但无论如何，仍然可评估孩子的行为反应是否适合其年龄。**

出生时

新生儿无法自己改变姿势，运动主要是反射型，四肢有轻微的肌肉紧张，不像大孩子那样放松，实际上新生儿的手脚通常都蜷着。哭是孩子最常用的沟通方式。人生这一阶段的主要活动就是吃和睡。

1月龄左右

婴儿能在俯卧时抬起头来，2月龄时胸也能抬起来了。此时孩子还不能控制头部，如果没有大人扶着，孩子的头可能会晃来晃去。视力也变化了：起初是外围的（两边的东西看得更清楚），3月龄时变为中心的（正前方的东西看得更清楚，就像成年人一样）。

1～2个月

孩子开始在别人说话时微笑，并注意视线中的物体。

3月龄左右

孩子用眼睛跟随头上方移动的物体，开始看自己的手，打开合上，送到嘴里，伸直、弯曲胳膊，脚接触表面时往下看，看别人的脸，开始发声，坐着时头能抬起。

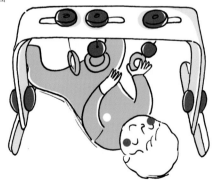

3～6个月

孩子能控制住头部，能坐起。躺下时能从仰卧滚动到俯卧，或反过来。还开始抓东西，用手摇玩具，从远处就能认出是谁，仔细听声音，高兴时又笑又叫。

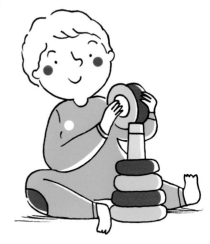

6～9个月

孩子可坐起，可站立，可支撑双腿的重量，会爬了。手抓东西抓得更好，能从一只手换到另一只手，如果掉了会去找，够不到的东西也要去够，可以自己拿着奶瓶。而且当被叫时知道自己的名字；感觉要开始玩时会很兴奋。此时孩子开始发出声音，发出以辅音开头的音节。

9月龄左右

孩子开始说话，能从仰卧坐起，能自己站起并保持几秒。

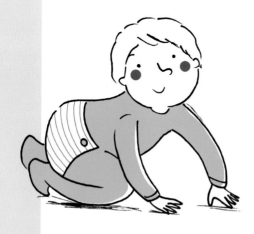

9～12个月

孩子开始迈步，12个月左右可以借助两侧的物体或用手撑着移动，可以自己走1到2步，站立几秒钟。会说的话更多，不止"妈妈爸爸"，能从杯子里喝水，知道寻找想要又被藏起来的东西，会打手势、摇头点头。

18月龄左右

孩子应该能在没有支撑的情况下很好地行走，可以站起来上楼梯，可以自己部分进食，会说至少十多个词，可以在纸上涂鸦，可以用4块方形积木搭成一个塔，可以一次翻好几页书，可以将东西放入容器中再拿出来，用食指试探。

24月龄

孩子会跑了，协调性良好，可以在没有支撑的情况下上下楼梯，会跳，会爬上椅子开门。还可以用7块方形积木搭成一个塔，会一页一页地翻书。会画直线，可以从直线变为圆形涂鸦，反之亦然。另外还应该能够自己穿简单的衣服，能组织2～3个词的句子，能口头表达要上厕所。

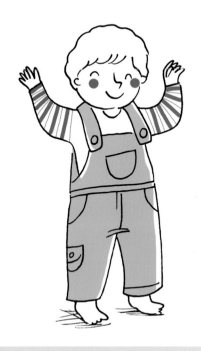

图片版权